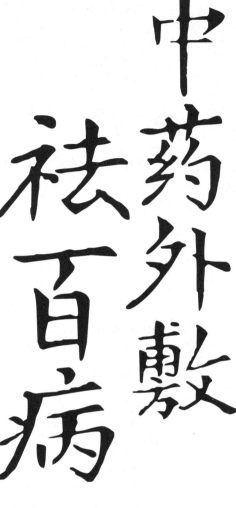

中药外敷祛百病

教您身心同养　开启健康之门

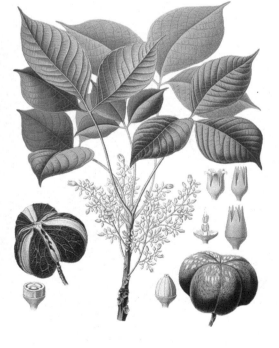

赵　薇◎主编

U0335741

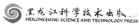

黑龙江科学技术出版社

HEILONGJIANG SCIENCE AND TECHNOLOGY PRESS

图书在版编目（CIP）数据

中药外敷祛百病 / 赵薇主编 . -- 哈尔滨 ：黑龙江
科学技术出版社，2024.5
ISBN 978-7-5719-2339-6

Ⅰ．①中… Ⅱ．①赵… Ⅲ．①中药外敷疗法 Ⅳ．
① R244.9

中国国家版本馆 CIP 数据核字（2024）第 069247 号

中药外敷祛百病
ZHONGYAO WAIFU QU BAI BING

赵薇　主编

项目总监	薛方闻	
策划编辑	沈福威　赵叔月	
责任编辑	赵雪莹	
排　　版	文贤阁	
出　　版	黑龙江科学技术出版社	
	地址：哈尔滨市南岗区公安街 70-2 号　邮编：150007	
	电话：（0451）53642106　传真：（0451）53642143	
	网址：www.lkcbs.cn	
发　　行	新华书店	
印　　刷	三河市南阳印刷有限公司	
开　　本	710 mm×1000 mm 1/16	
印　　张	20	
字　　数	210 千字	
版　　次	2024 年 5 月第 1 版	
印　　次	2024 年 5 月第 1 次印刷	
书　　号	ISBN 978-7-5719-2339-6	
定　　价	79.00 元	

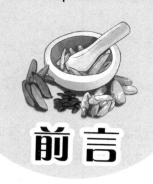

前言

中药外敷是一种有着悠久历史的治疗方法。早在原始社会，我们的祖先在捕猎之时受了伤，就会凭借经验找到相应的草药，捣碎或者嚼碎之后敷在伤口上，能起到一定的治疗效果，这就是中药外敷疗法的原型。

随着中医学日渐丰富，外敷疗法也越来越专业化、系统化，特别是与经络、穴位学说结合之后，逐渐成为一种重要的治疗方法，沿用了数千年之久，经过历代不断发展和完善，最终在清代形成了完整的体系。在这漫长的岁月中，中药外敷疗法因其作用迅速、途径直接、取材广泛、用药安全、价格相对低廉、疗效较为确切等优势，受到广泛的欢迎，为众多患者解决了病痛问题。

今天，现代医学的发展日新月异，中药外敷疗法的应用不再像以前一样广泛、频繁。但是，该疗法也并没有被抛弃。现代医学研究证明，药物完全可以经皮肤吸收，并发挥其治疗作用。而经络穴位学说也与血液的流通互相配合，让药效随着经脉的循行到达病所。因此，中药外敷疗法与其他行之有效的中医治疗手段一起经过现代医学的检验，得以留存下来并得到改进和发展。

如今，众多医生在集成前人有效处方的同时，又结合最新的医学成果，使中药外敷疗法与时俱进，更好地为患者服务。特别是在患者日常保健、养生的过程中，中药外敷疗法能与其他治疗方法相互影响、相互补充，共同发挥叠加治疗作用。

中药外敷疗法至今依然保有旺盛的生命力，这引起了很多医学工作者和患者乃至一般读者的关注，为此我们编著了这本《中药外敷祛百病》。本书不仅介绍外敷的基础理论知识，外敷常用药物和赋形剂，外敷常见的制剂方法和取穴方法、基本的操作方法及使用注意事项，还从内科、外科、妇科等分科给出了近百种外敷验方，图文并茂、实用性强。本书既可供临床医务工作者阅读，也可以作为家庭养生保健的参考书。

值得注意的是，本书仅供读者日常阅读，患者需要治疗，请勿私自参考本书配药外敷，要及时去医院诊治，在专业医生的指导下进行外敷治疗。

鉴于编者水平有限，书中不免仍存不足之处，希望广大读者提出批评意见，以便再版时加以改正。

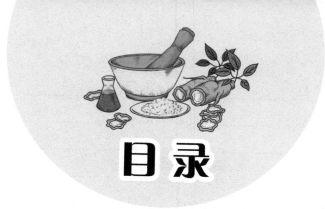

目录

中药外敷基础知识

内科疾病外敷疗法

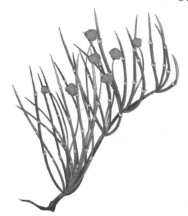

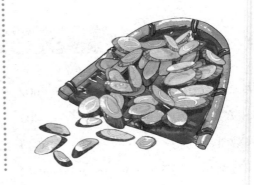

外科疾病外敷疗法

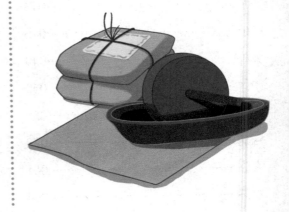

五官科疾病外敷疗法

皮肤科疾病外敷疗法

妇科疾病外敷疗法

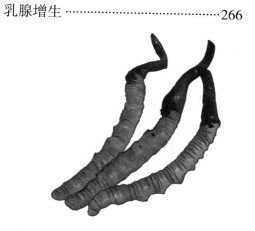

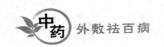

男科疾病外敷疗法

儿科疾病外敷疗法

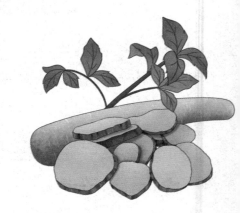

中药外敷

基础知识

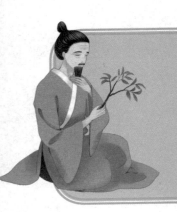

认识外敷疗法

概 述

外敷疗法是一种中医外治疗法。它是将鲜药或干药研成细末，加入水、酒、蜜等赋形剂调匀，直接涂敷于患处或穴位上。由于经络内属脏腑，外络肢节，并能沟通表里、贯穿上下，所以不但能治疗局部病变，还能通过外敷治疗全身性疾病。

外敷疗法的原理与膏药治疗类似，两者均属中医外治法，但不同的是，外敷疗法由于通常需要选择特定的穴位，因此更具有针对性。举例来说，一个人患有肩周炎，且冬天肩膀时常感到疼痛，这不仅有天气因素，还因为他自身肺气不足，可用驱寒益气的中药贴敷太渊穴，缓解疼痛的同时还能逐渐消除病因。

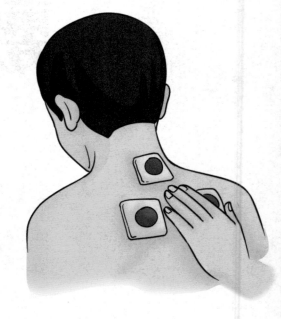

不过，需要注意的是，外敷疗法并不适合所有病症，如一些急性病就不适合。此外，对于一些疑难杂症，采用外敷疗法的同时，还要在专业医师的指导下内服药物、调整生活作息、结合食疗等。

发展历史

中药外敷疗法历史悠久，源远流长。早在原始社会时期，人们就发现，将树叶、草茎等植物外敷于伤口上，不仅可以减轻疼痛和止血，还能加速伤口的愈合。这便是中药外敷疗法的起源。

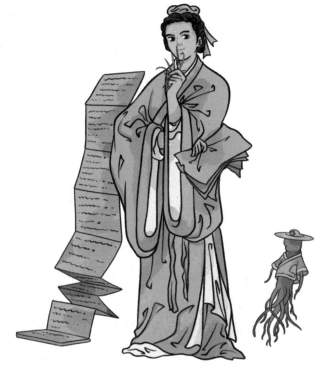

而在湖南长沙的马王堆汉墓中发现的医书——《五十二病方》，据推测约成书于战国时期。书中记载了一种古老的外敷疗法：以蓟印其中颠。即使用芥子泥贴敷于百会穴，通过使局部皮肤发红来治疗毒蛇咬伤。这表明当时的人已对外敷疗法的作用有所认识，并逐步应用于临床实践中。

东汉时期，医圣张仲景在《伤寒杂病论》中详细记述了多种外治方法，包括熨、烙、药浴和外敷等，而且列举了各种贴敷方。这些方剂有方有证，用法齐备，至今仍有效地指导临床实践。

晋唐时期，针灸学得到进一步发展，医学家开始将外敷与经络腧穴相结合，从而创造了一种新的治疗方法。医学家孙思邈在《孙真人海上方》中提出无病之时使用膏药按摩婴儿的头顶和手足心，能够预防风寒等疾病。

宋明时期，中药外治法的改进和创新，极大地丰富了外敷疗法的内容。各种穴位贴敷方被收录在《太平圣惠方》《圣济总录》《普济方》《本草纲目》中，并被人们知晓和使用。

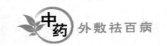

清代是外敷疗法比较成熟的阶段，涌现出许多中药外治的著作，其中《急救广生集》详细记录了清朝嘉庆前千百年来穴位外敷治病的方法和经验。

如今，随着科学技术突飞猛进的发展，外敷疗法配合其他治疗方法，在临床上的应用也较为广泛。

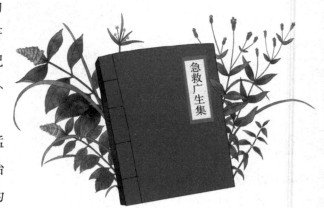

理 论 依 据

外敷疗法以中医基本理论为指导，是我国劳动人民几千年来在同疾病作斗争的过程中总结出来的行之有效的治疗方法。其理论依据如下：

1. 经络学说

贴敷用药与针灸疗法相同，都是基于经络学说。经络是连接脏腑和肢节的通道，负责运行气血，是所有疾病反应的部位。在经络学说中，皮部是经络之气散布的地方，也是机体的防御屏障，具有对外保护身体免受侵害和对内传递指令的功能。因此，皮部在人体的生理、病理和治疗中，起到了重要的通信和联络作用。正因如此，贴敷皮部的外敷疗法才能起到疗效。

2. 药物特性

各种药材均有寒热温凉、升降沉浮的特性，又各自具有清热、解表、祛风、理气、理血、调补气血、安神等功效。正如《理瀹骈文》所说："外治之理，即内治之理；外治之药，即内治之药，所异者法耳。"说明内服有效的药物同样可以用于外敷，而药物的不同气味和药性均可以通过经络直接作用于病灶。

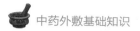

3. 功效

中药外敷的作用可以总结为四个方面，即"拔""截""通""调"。

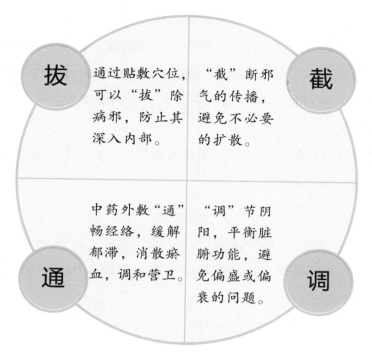

具体来说，中药外敷可以促进血液循环，消除瘀血，舒缓经络疼痛；清热解毒，减轻肿胀；祛痰止咳，软化结块；疏通经络，驱散风邪；调和阴阳，增强脾胃功能；调整气血，强壮脏腑等。

作用原理

外敷疗法利用贴敷在皮肤上的药物，通过特定的刺激作用，借助皮肤吸收和经络刺激，调整身体内部紊乱的生理功能，使各个部位之间的功能协调一致，增强人体抵抗疾病的能力，起到排除病邪、畅通经络的作用，从而达到扶正祛邪、治疗疾病的效果。

病由外进入，然后由表及里，可以通过外治以应之，所以先取外。而病

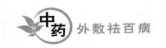

由内生，形之于外，由里达表，也可以外治。

穴位贴敷是外用敷药通过皮毛、穴位、经脉而发挥作用，从而达到以肤固表、以表托毒、以经通脏、以穴除邪、扶正强身的目的。

腧穴不仅能够让经气游行出入体表，反映病痛，还能通过针灸刺激进行补虚泻实，防病治病。穴位贴敷疗法借助穴位本身的治疗作用和经络沟通表里的属性，不仅可以治疗局部的病变，还可以借助经络腧穴与脏腑的联系治疗全身疾病。

现代医学是这样解释药物透过皮肤吸收的过程的，它认为主要分为三个部分，即释放、穿透和吸收。

释放	指药性释放出来后，扩散到皮肤上。药物中的表面活性剂可以促进被动扩散的吸收，增加表皮类脂膜对药物的透过率。

穿透	药物穿透表皮进入内皮的过程中，在体表局部形成一种难以蒸发扩散的密闭状态，致使角质层含水量增加。角质层经过水合作用后可以膨胀成多孔状态，从而便于药物穿透。

吸收	指药物进入皮肤和黏膜后，通过血管进入体循环，作用于全身。

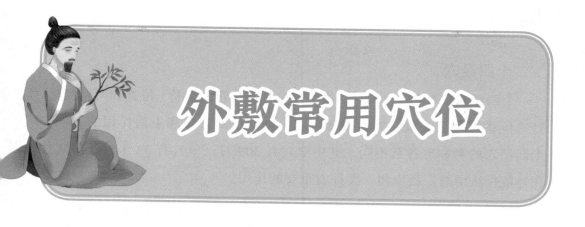

外敷常用穴位

穴位，是中医中最神奇的发现，是人体自带的保健药。想了解外敷疗法，我们首先要了解穴位。穴位，在中医中被称为腧穴，是人体经气在经脉中行走时经过的空隙洞穴在体表上的反应点。人体有许多穴位，中医将其分为以下三大类：

奇穴

奇穴又称"经外奇穴"，指的是那些没有被归入十四经穴却具有非凡功效的穴位。尽管这些穴位没有明确的经脉归属，但对某些疾病或症状有着神奇的疗效。奇穴的治疗范围比较单一，但地位非常重要，例如，太阳穴可以治疗头痛，阑尾穴可以治疗急性单纯性阑尾炎等。

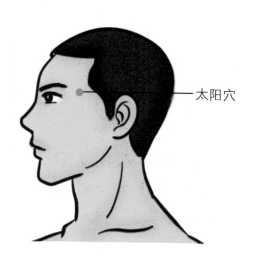

太阳穴

阿是穴

阿是穴是除十四经穴、经外奇穴之外的压痛点，它们无固定的位置，而是根据压痛点的位置而定。在中医学中，"阿是"一词有"疼痛"之意，因为按压这些痛点时，患者会发出"啊"的声音，所以被称为"阿是"。阿是穴是由疾病引起气血临时聚集而形成的，随着疾病的痊愈，阿是穴也会消散。

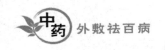

十四经穴

十四经穴共有 362 个穴位，每个穴位都有确定的名称、位置和所属经脉，是穴位系统中至关重要的组成部分。根据穴位的分布和主治作用的不同，十四经穴的名称也各有不同，其中双穴有 309 对，单穴有 53 个。这些穴位在外敷疗法中被广泛应用，发挥着重要的作用。

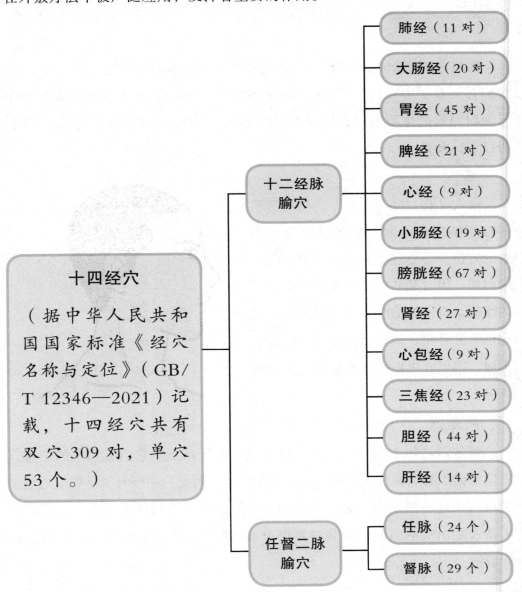

十四经穴

（据中华人民共和国国家标准《经穴名称与定位》（GB/T 12346—2021）记载，十四经穴共有双穴 309 对，单穴 53 个。）

- 十二经脉腧穴
  - 肺经（11 对）
  - 大肠经（20 对）
  - 胃经（45 对）
  - 脾经（21 对）
  - 心经（9 对）
  - 小肠经（19 对）
  - 膀胱经（67 对）
  - 肾经（27 对）
  - 心包经（9 对）
  - 三焦经（23 对）
  - 胆经（44 对）
  - 肝经（14 对）
- 任督二脉腧穴
  - 任脉（24 个）
  - 督脉（29 个）

正面常用穴位

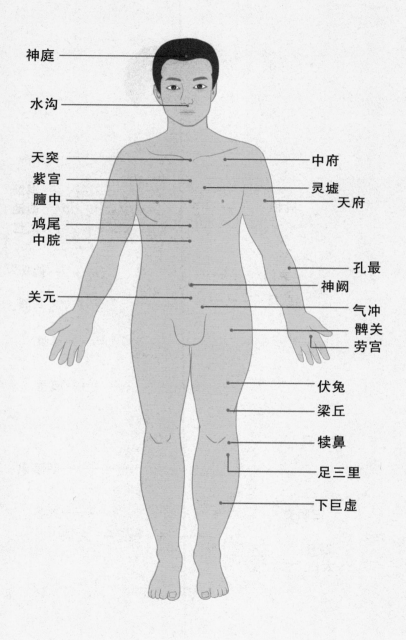

神庭

水沟

天突
紫宫
膻中
鸠尾
中脘

关元

中府
灵墟
天府

孔最
神阙
气冲
髀关
劳宫

伏兔
梁丘
犊鼻
足三里
下巨虚

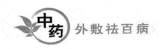

侧面常用穴位

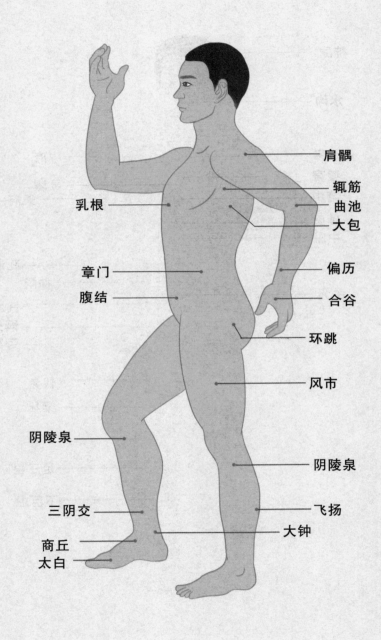

肩髃

輒筋

曲池

乳根

大包

偏历

章门

合谷

腹结

环跳

风市

阴陵泉

阴陵泉

三阴交

飞扬

商丘

大钟

太白

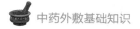

背面常用穴位

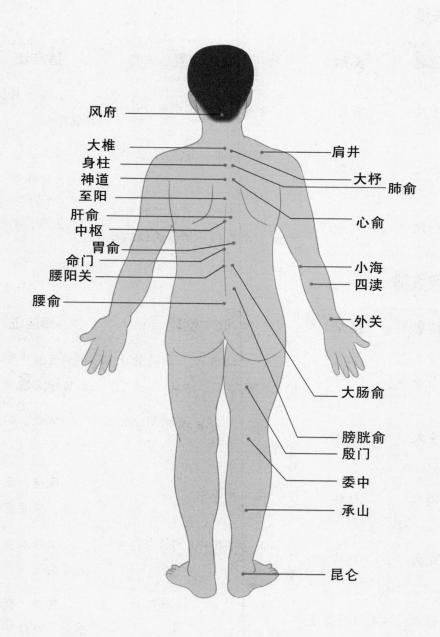

风府

大椎
身柱
神道
至阳
肝俞
中枢
胃俞
命门
腰阳关

腰俞

肩井

大杼
肺俞

心俞

小海
四渎

外关

大肠俞

膀胱俞
殷门

委中

承山

昆仑

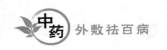

常 用 穴 位 表

头部

穴位名	类别	取穴位置	适应证
印堂穴	督脉	两眉之间的正中处	头痛、目眩、目痛等
百会穴	督脉	位于头部，前发际正中直上5寸处	头痛、头晕、耳鸣、惊悸等
太阳穴	经外奇穴	位于头部，眉梢与目外眦之间，向后约一横指的凹陷处	头痛、面瘫等

胸腹部

穴位名	类别	取穴位置	适应证
天突穴	任脉	位于颈前区，在胸骨上窝中央，喉结下2寸处	咳嗽、气喘、咽喉肿痛等
膻中穴	任脉	位于胸部，两乳间，前正中线处	咳嗽、胸闷、心悸等
神阙穴	任脉	位于脐中央	腹痛、腹泻、中风、尿潴留等
关元穴	任脉	位于下腹部，脐中下3寸，前正中线上	泌尿及生殖系统疾病等
天枢穴	足阳明胃经	位于腹部，横平脐中，正中线旁开2寸	腹痛、腹泻、便秘、痛经等

腰背部

穴位名	类别	取穴位置	适应证
大椎穴	督脉	位于颈后部，第7颈椎棘突下凹陷中	头痛、感冒、颈椎病等
肺俞穴	足太阳膀胱经	位于第3胸椎棘突下，后正中线旁开1.5寸	咳嗽、气喘、鼻塞等
胃俞穴	足太阳膀胱经	位于第12胸椎棘突下，后正中线旁开1.5寸	各种脾胃疾病
肾俞穴	足太阳膀胱经	位于腰部，第2腰椎棘突下，旁开1.5寸	腰背疾病和肾脏疾病

四肢

穴位名	类别	取穴位置	适应证
合谷穴	手阳明大肠经	位于手背部，第2掌骨桡侧的中点处	发热、头痛、鼻出血、中风、汗证、痛经等
足三里穴	足阳明胃经	位于小腿外侧，犊鼻下3寸	胃痛、呃逆、腹胀、失眠、脚气等
三阴交穴	足太阴脾经	位于小腿内侧，当足内踝尖上3寸，胫骨内侧缘后方	腹胀、月经不调、阳痿、心悸等
涌泉穴	足少阴肾经	位于足底部，蜷足时足前部凹陷处	中暑、癫痫、头痛、头晕、便秘等

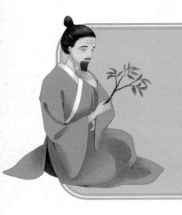

外敷常用药物

清 热 药

栀子

性寒，味苦。具有泻火除烦、凉血解毒、清热利湿的功效，是外敷疗法中常用的解毒消肿药物之一。

黄芩

性寒，味苦。具有凉血解毒、清热泻火及安胎等功效，是外敷疗法中常用的解毒消肿药物之一。

黄连

性寒，味苦。具有清热燥湿、泻火解毒的功效，是外敷疗法中常用的解毒消肿药物之一。

黄柏

性寒，味苦。具有泻火解毒、清热燥湿的功效，是外敷疗法中常用的解毒消肿药物之一。

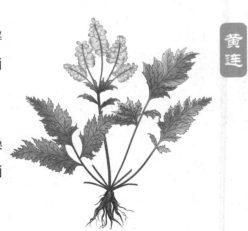

黄连

苦参

性寒，味苦。具有清热燥湿、杀虫、利尿的功效，是外敷疗法中常用的解毒消肿及杀虫止痒药物之一。

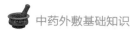

蒲公英

性寒，味苦、甘。具有清热解毒、消肿散结、利湿通淋的功效，是外敷疗法中常用的解毒消肿药物之一。

半边莲

性凉，味辛、淡。具有利尿消肿、清热解毒的功效，是外敷疗法中常用来治疗蛇虫咬伤、疔疮、乳痈等的药物。

生地榆

性寒，味苦、酸。具有凉血清热、解毒敛疮的功效，是外敷疗法中常用来治疗烧烫伤、疔疮、乳痈等的药物。

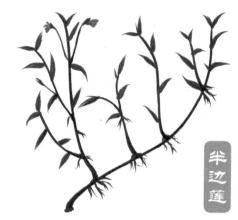

半边莲

解 表 药

姜

性微温，味辛。具有温肺化痰、温中散寒、回阳通脉的功效。干姜研为粉末后是外敷常用药物之一，生姜捣汁后也是敷贴常用的辅助调剂药之一。

藁本

性温，味辛。具有祛风散寒、除湿止痛的功效，是常用解毒、止痒的外敷药物之一，对疥癣油风、疮疡肿毒等皮肤病有效。

白芷

性温，味辛。具有解表散寒、祛风止痛、通鼻窍、燥湿止带、消肿排脓、祛风止痒的功效。是常用的解毒、润肤、止痒的外敷药之一，对粉刺、雀斑、皮肤瘙

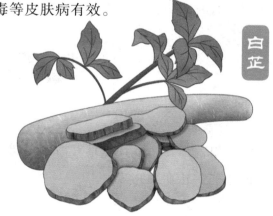

白芷

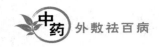

痒等皮肤病有效。

辛夷

性温，味辛。具有宣通鼻窍、发散风寒的功效，是常用的鼻部外用药物之一。

葱白

性温，味辛。具有通阳散结、发散风寒等功效。作为外敷药物时，可以治疗尿闭便秘、跌打损伤、产后缺乳、风寒感冒等疾病。

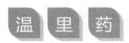

肉桂

性大热，味辛、甘。具有散寒止痛、补火助阳、活血通经的功效，是使用较普遍的外敷药物之一。

丁香

性温，味辛。具有散寒止痛、温中降逆、温肾助阳的功效，是使用较普遍的外敷药物之一。

吴茱萸

性热，味辛、苦，微有毒性。具有降逆止呕、散寒止痛、助阳止泻的功效，是使用较普遍的外敷药物之一。

吴茱萸

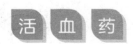

三七

性温，味甘、微苦。具有活血定痛、止血散瘀的功效，是创伤外科中常见的止痛、止血药物之一。

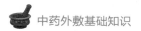

川芎

性温，味辛。具有祛风止痛、活血行气的功效，是创伤外科中常见的止痛、活血药物之一。

乳香

性温，味辛、苦。具有止痛消肿、活血行气的功效，是创伤外科中常见的止痛、活血药物之一。

没药

性平，味苦。具有消肿生肌、活血止痛的功效，是创伤外科中常见的止痛、活血药物之一。

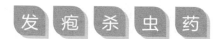

发疱杀虫药

生大蒜

性温，味辛。具有健脾暖胃、消滞行气、消肿解毒的功效。生大蒜不仅是外敷发疱的常用药物，同时也是常见的蔬菜。

斑蝥

性热，味辛。其有剧毒，不能入口、眼，粉末可外用于发疱之症。

毛茛

性温，味辛。有毒，不能入口、眼，捣烂后可外用于发疱之症。常用的外敷发疱的药物之一。

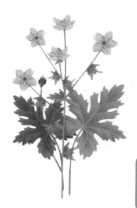

雄黄

性温，味辛，有毒。具有燥湿祛痰、杀虫解毒的功效，是外敷常用的杀虫药物之一。

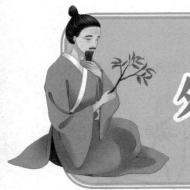

外敷常用赋形剂

赋形剂是药物制剂中除主药以外的附加物，一般要求性质稳定，不与主药产生化学或物理反应，没有配伍禁忌，没有不良反应，不影响疗效，而且不影响主药的含量测定等。

通常，外敷制剂中常用的赋形剂有水、醋、酒、蒜汁、生姜汁、凡士林、蜂蜜、鸡蛋清等。另外，在对症用药的前提下，一些药物的浸剂也可以用作赋形剂。

赋形剂	性味	功效
水	—	水能够使药粉成为饼剂、糊剂、散剂等。既有利于药物的渗透和附着，还能使药物保持一定的湿度。
盐水	性寒，味咸	可以凉血、防腐、清热、解毒、软坚散结，还可以矫味。
酒	性大热，味甘、辛	可以疏通气血、发散风寒、矫味矫臭。以酒调和贴敷药物，能够起到畅通经络、止痛消肿的作用，使药物更好地渗透吸收，从而发挥作用。
醋	性温，味酸、苦	能够行水、理气、止血、解毒、消肿、矫味矫臭、引药入肝、散瘀止痛等。以醋调和贴敷药物，具有化瘀、解毒、敛疮的功效。

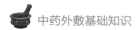

续　表

赋形剂	性味	功效
生姜汁	性温，味辛	可以发表、散寒、温中、开痰、解毒、止呕。
蒜汁	性温，味辛	可以杀虫解毒、暖脾胃、消症积、行滞气。
蜂蜜	性凉，味甘	有"天然吸收剂"之称，能够很好地促进药物吸收。另外，由于它不易蒸发，因而能使药物保持一定的湿度。并且，具有化瘀解毒、止痛缓急、生肌收敛的功效，还不会刺激皮肤。
鸡蛋清	—	鸡蛋所含的凝胶与蛋白质能提高药物的黏附性，能够促进药物的释放，具有解毒清热的功效，但也有易变质、干缩的缺点。
凡士林	—	医用凡士林呈半透明状，在医药配制上，它既可以用来制作护肤油膏，也可以用来制作多种眼膏、软膏。其黏稠度适宜，穿透性比较好，能够促进药物渗透，能与药粉调和成软膏外敷。
麻油或其他植物油	—	麻油具有提升药物黏附性的作用，与贴敷药调和后具有生肌润肤的作用。
透皮剂	—	透皮剂是在现代医学基础上逐渐发展起来的赋形剂。这种制剂可以通过调节皮肤的通透性来改善药物的吸收程度。以促透效果比较好的透皮剂氮酮为例，它为油状液体，无色至微黄，稳定性强，无味，无毒，而且没有刺激性。

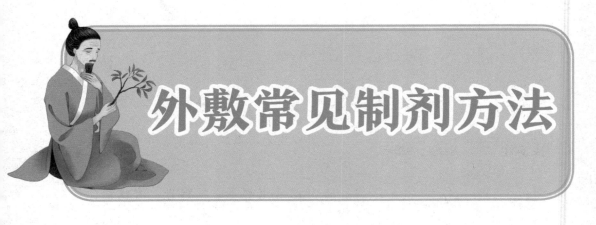

外敷常见制剂方法

生 药 剂

制用法：采集纯天然的草药，将其洗净并捣烂。制作过程非常简单。

使用方法：将药直接敷贴于相应的穴位上。为了避免汁液弄脏衣物，建议使用医用纱布和医用胶布进行覆盖和固定。

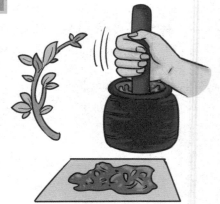

散 剂

制用法：将各种药材分别研磨成粉末，混合均匀即可，故又称粉剂。

使用方法：将粉剂装入布袋中，然后放在需要治疗的部位或者直接撒在需要治疗的部位，并固定好。

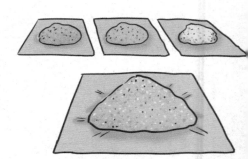

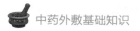

糊 剂

制 用 法： 糊剂是一种对散剂进一步加工的药物形
式，是在散剂的基础上，添加水、酒、
蜂蜜等赋形剂，将所有药物的细末调和
成糊状。

使用方法： 需要现场制作并立即使用，不宜长时间
存放。

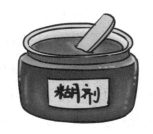

饼 剂

制 用 法： 饼剂是将药物粉碎过筛后，加入赋形剂拌和，捏成小饼状，适用
于需要大面积贴敷的穴位，大多用于贴敷阿是穴，也就是病灶或
其反应区域。

使用方法： ①冷敷法：将配制好的药末加入适量的鸡蛋清或蜂蜜等，然后捏
成饼状，贴在相应的穴位上。
②热敷法：将药饼制作好后放在蒸笼上蒸熟，然后趁热贴在穴位
上，等到药饼冷却后更换。

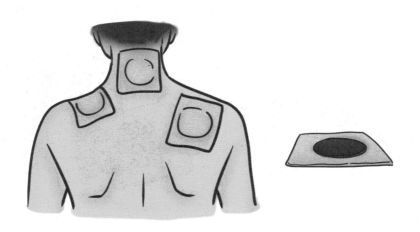

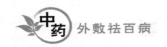

丸 剂

制 用 法： 在散剂的基础上，可以添
加适量的蜂蜜、鸡蛋清等
黏合剂，制作成各种药丸，
大小如黄豆或绿豆。

使用方法： 因为丸剂的体积小，药量少，
所以特别适合用于小儿贴
穴疗法。

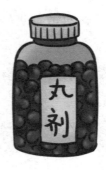
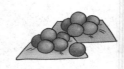

膏 剂

制 用 法： ①硬膏：将草药浸泡在植物油中，经过 1 ~ 2 天，然后进行加热过
滤，再次加热煎熬至滴水成珠，最后加入红丹或广丹进行浓缩。

②软膏：将草药研磨成细末后，加入醋、酒、姜汁、蜂蜜等成分，
调制成柔软的膏状。

③敷膏：将草药按照特定比例精心配制，经过独特的工艺加工
而成。

使用方法： 将膏状药物均匀涂布在棉布或其他材料上，然后贴于相应的穴位上。

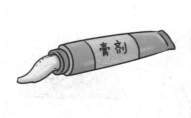
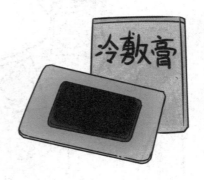

外敷常见取穴方法

在临床实践中，选择穴位的准确性直接影响治疗效果。但是对于外敷疗法而言，其选取的是肌肤表面的一片区域而非一点，因此取穴的准确性对于药物吸收并没有显著的影响。这也是外敷疗法相对于其他疗法更容易被患者接受的原因之一。

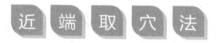

近端取穴法

近端取穴法是外敷疗法中最常用、最基本的选穴方法，即选择距离病变局部器官最近的穴位进行直接敷贴，也被称为局部取穴法。举例来说，胃痛时可以选择中脘穴，肾病可以选择肾俞穴，眼病可以选择睛明穴，这些都属于局部取穴法的应用范畴。

取穴技巧

两指置于鼻梁旁与内眼角的中点，指尖按压的地方就是睛明穴。

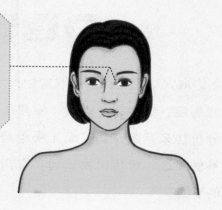

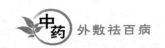
远 端 取 穴 法

一种基于针灸选穴原则的方法，是以穴位的远治原则为依据，选择病变脏腑的本经穴位，或者与病变脏腑所在经脉相连的穴位进行贴敷治疗。举例来说，贴敷足三里穴和神阙穴可以治疗腹胀和肠炎，贴敷水沟穴可以治疗腰部扭伤，贴敷肺俞穴和膈俞穴可以治疗咳嗽和哮喘等。

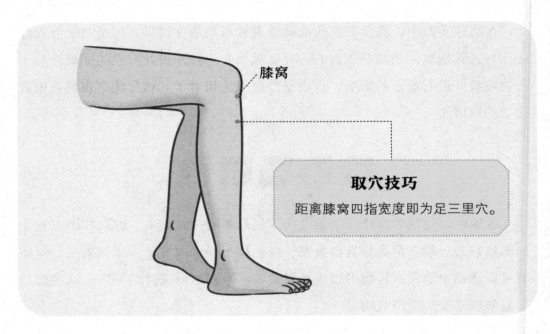

膝窝

取穴技巧

距离膝窝四指宽度即为足三里穴。

随 症 取 穴 法

随症取穴法，又称辨证取穴法，是一种在临床上常用的取穴方法。当面对一些病症，如昏迷、虚脱、发热等，很难确定其具体的穴位时，可通过辨证分析法来判断该病症属于哪个经脉或脏腑，然后选择恰当的穴位来治疗。举例来说，历代医家认为，水沟穴是一个重要的急救穴位，更是急救昏厥的要穴。

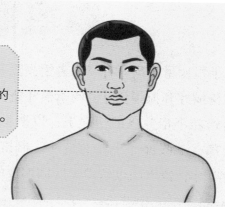

取穴技巧

水沟穴位于口鼻之间人中沟的上三分之一与下三分之二的交界处。

体 表 标 志 法

顾名思义，就是利用人体表面的一些明显特征，如五官、毛发、爪甲、乳头、脐窝以及骨节的凸起和凹陷、肌肉隆起等不受人体活动的影响，位置固定不移的体表解剖标志部位作为取穴点的方法。例如，人体两眉之间为印堂穴，两乳之间为膻中穴，握拳并观察横纹的位置就可以确定后溪穴等。

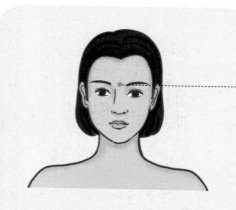

取穴技巧

印堂穴位于前额部，两眉头间连线与前正中线之交点处。

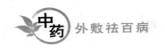

手 指 比 量 法

　　手指比量法是一种以患者手指为基准的简便穴位测量方法，比较常用的有四指横寸和拇指横寸。四指横寸法又被称为"一夫法"，是在食指、中指、无名指和小指并拢的情况下，以四指宽度作为 3 寸。这种方法主要用于测量背部、下腹部和下肢的横寸。拇指横寸法是以患者拇指指间关节的宽度作为 1 寸，该方法也适用于四肢部位的直寸测量。

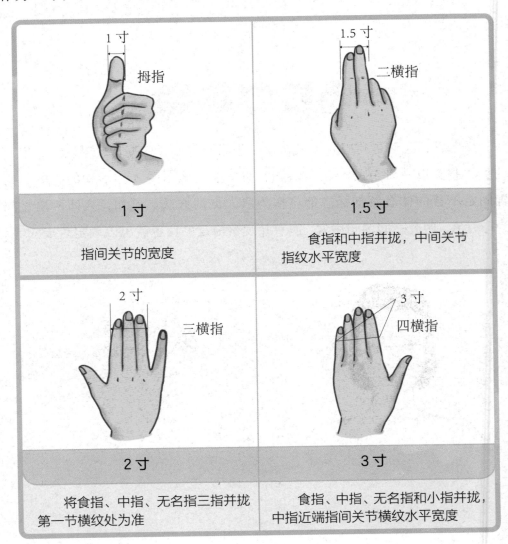

1 寸	1.5 寸
指间关节的宽度	食指和中指并拢，中间关节指纹水平宽度
2 寸	3 寸
将食指、中指、无名指三指并拢第一节横纹处为准	食指、中指、无名指和小指并拢，中指近端指间关节横纹水平宽度

简便取穴法

简便取穴法是一种常见且易于操作的临床取穴方法。例如，当我们低下头时，可以在脖子后面触摸到一个最高的隆起，那就是人体的第 7 颈椎棘突，而紧挨其下的凹陷处就是大椎穴；神阙穴位于肚脐的位置。

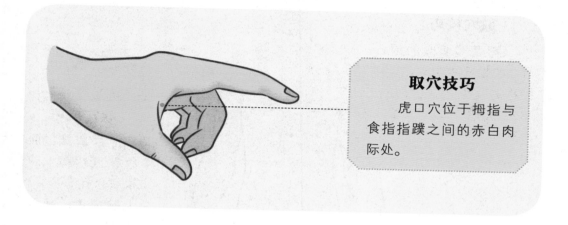

取穴技巧

虎口穴位于拇指与食指指蹼之间的赤白肉际处。

骨度分寸法

古称"骨度法"，是一种以体表骨节作为主要标志折量全身各部位的长度与宽度，并依其比例折算尺寸作为定穴标准的方法。这种方法最早记载在《灵枢·骨度》中。这种分部折寸的尺度一般应以患者本人的身材为依据，不论男女、老少、高矮、胖瘦，均可以此为标准来测定腧穴。例如，腕横纹至肘横纹作 12 寸，也就是把这段距离划成 12 等份，取穴就以它作为折算的标准。每 1 等份为 1 寸，10 等份为 1 尺。

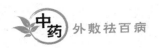

骨度分寸法

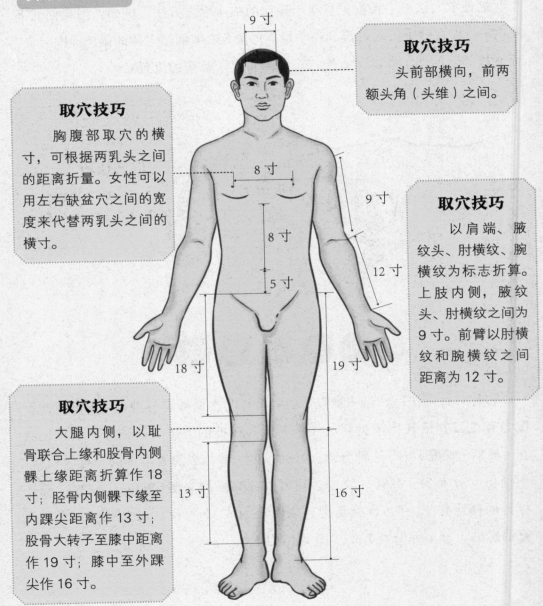

9寸

取穴技巧

头前部横向，前两额头角（头维）之间。

取穴技巧

胸腹部取穴的横寸，可根据两乳头之间的距离折量。女性可以用左右缺盆穴之间的宽度来代替两乳头之间的横寸。

8寸

8寸

5寸

9寸

12寸

取穴技巧

以肩端、腋纹头、肘横纹、腕横纹为标志折算。上肢内侧，腋纹头、肘横纹之间为9寸。前臂以肘横纹和腕横纹之间距离为12寸。

18寸

19寸

取穴技巧

大腿内侧，以耻骨联合上缘和股骨内侧髁上缘距离折算作18寸；胫骨内侧髁下缘至内踝尖距离作13寸；股骨大转子至膝中距离作19寸；膝中至外踝尖作16寸。

13寸

16寸

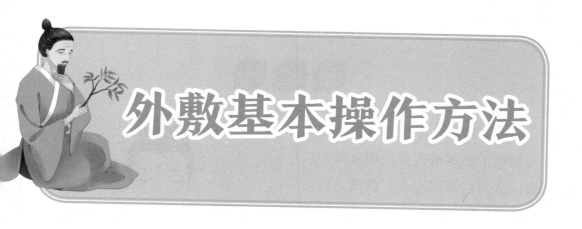

外敷基本操作方法

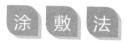

将药物研成粉末，然后撒在普通膏药上，或制作成软膏、药饼，最后贴在局部。

涂 敷 法

将药物研成细末，加入水或醋调匀，或将新鲜草药捣烂涂在局部，再用纱布包扎或覆盖。

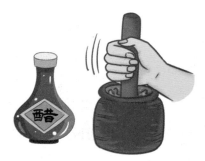

箍 围 法

将药物溶解在液体中，制成糊状，然后敷在患处。对于初期外疡或有炎症包块的情况，应该将糊状药物敷满整个病变部位。如果毒素已经积聚，或者溃疡后仍有肿胀未消退，应该将糊状药物敷在患处周围，中央部分突出，而不是完全覆盖。这种方法借助药散箍集围聚收敛疮毒的作用，可使初起的疮疡消散，而严重者可以结聚疮毒、减小疮面。

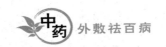

发疱法

用一些能对皮肤起刺激作用的药物贴于患部或穴位，配合艾灸疗法，从而使局部充血、起疱，以达到治疗疾病的目的。

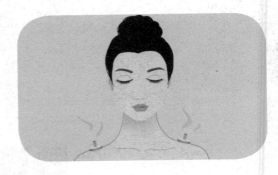

热熨法

将药物加热后，将其包裹在布中，然后用热敷的方式来熨热肌肤表面。另外，也可以使用加热的食盐来熨烫敷药的部位，或者在敷药后使用热水袋等工具进行热敷。这些方法都能够起到疏通经络的作用。

敷脐法

此方法是选用适当的药物，制成一定的剂型（药糊、药膏、药饼或药末）敷于脐中，再用胶布固定。此法应用广泛，现已发展为填脐、贴脐、填贴混合等，成为中医临床常用的外治方法之一。

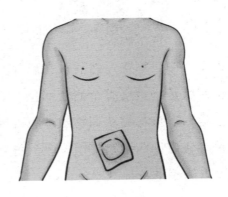

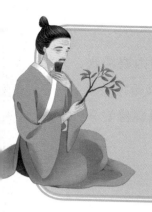

外敷注意事项

注 意 事 项

1. 在使用药物敷贴前，应先确定穴位，用酒精棉球将穴位周围擦拭干净，或者用温水清洗穴位周围的皮肤，然后再进行药物贴敷。这样的清洁消毒步骤不仅可以避免感染，还能确保贴敷的牢固性，减少脱落的可能性。

2. 在贴敷药物时，要注意每次药物的用量不宜过大，贴敷的穴位不宜过多，贴敷的时间不宜过长，面积不宜过大，以免引起其他不良反应。

3. 对于关节、头面部、大血管及心脏附近的穴位，不要使用过于刺激的药物进行发疱，以免留下瘢痕，影响容貌或活动功能。孕妇的腰骶部、腹部以及某些敏感性穴位，如三阴交、合谷等处，应避免使用发疱治疗。麝香等有活血通经功能的药物，孕妇应禁用，以免引起流产。

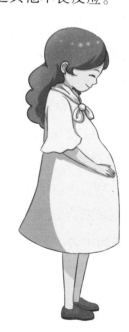

4. 对于局部有感染或破损的皮肤，不适合进行贴敷治疗。

5. 儿童的皮肤娇嫩，不适合使用过于刺激的药物，也不宜长时间进行贴敷治疗；某些外用药物有毒，应妥善保存，以防止儿童误食中毒。

6. 对于某些复杂的疾病，外敷疗法有一定的

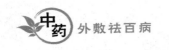

局限性。在治疗一些慢性病时，可以同时使用外用疗法和内服药物，并结合作息调理、饮食疗法等生活调理措施，以缩短疗程，提高治疗效果。

7.使用外敷疗法时，应遵医嘱，按照正确的方法施行，以确保安全、有效。

异常状况处理

1.药物贴敷在穴位上后，可能出现轻中度疼痛、热、凉、麻、痒等反应，不用特别处理。如果出现灼烧或刺痛感，患者难以忍受，可以提前去除药物。

2.过敏是穴位贴敷过程中常见的现象之一。轻度过敏表现为局部皮肤

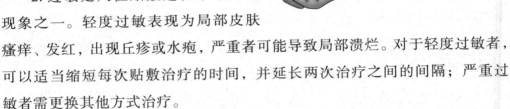

瘙痒、发红，出现丘疹或水疱，严重者可能导致局部溃烂。对于轻度过敏者，可以适当缩短每次贴敷治疗的时间，并延长两次治疗之间的间隔；严重过敏者需更换其他方式治疗。

3.临床上，医生常使用一些具有刺激性的药物，如旱莲草、大蒜、斑蝥、毛茛等，会在表皮下形成渗液，出现水疱。此时可除去贴敷物，在水疱表面涂抹甲紫溶液，让其自行吸收。如果要减小水疱或者防止局部起疱，可以在穴位处先涂抹少量的油类物质，如植物油或石蜡，也可以适当缩短贴敷的时间。

4.为了预防感染，需要选择纯净的药物，并且严格消毒穴位。在夏季，贴敷的时间应该相对缩短。如果在贴敷后局部出现水疱或丘疹，需做好贴敷区域的护理，以免发生感染。一旦发生感染，要及时治疗，不得延误。

内科疾病

外敷疗法

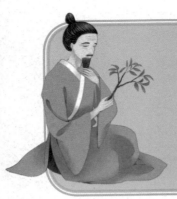

感 冒

感冒又称伤风，是由病毒或细菌引起的急性上呼吸道炎症。

症状表现

感冒一般分为普通感冒和流行性感冒，多发生于季节交替或春冬两季。两者都会出现发热、头痛、全身酸痛、咽痛等症状，但流行性感冒起病急，有较强的传染性，一般三四天内可逐渐好转，严重者可并发肺炎等，甚至有生命危险。

病发原因

鼻病毒、冠状病毒、肠道病毒等可诱发普通感冒，流感病毒可诱发流行性感冒。中医认为感冒主要由冷热失常、气候多变、身体羸弱、卫气散失引起。

贴敷穴位

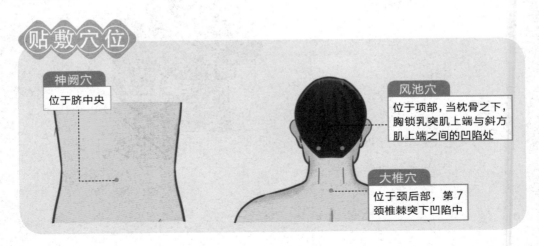

神阙穴
位于脐中央

风池穴
位于项部，当枕骨之下，胸锁乳突肌上端与斜方肌上端之间的凹陷处

大椎穴
位于颈后部，第7颈椎棘突下凹陷中

外敷处方

方一

处方 党参、黄芪、生地黄、当归、川芎、柴胡、陈皮、羌活、白术、防风各10克，细辛、甘草各8克，生姜、葱白、大枣、麻油、黄丹各适量。

适应证 劳力感冒（外感风寒所致头痛、身热、恶寒、自汗、沉困无力，内伤气血）。

用法

以上药物（除麻油、黄丹外）研成粗末，再用麻油熬药，黄丹收膏。每次取适量药膏贴在心口上，再用胶布固定好。每日换1次或隔日换1次药均可。

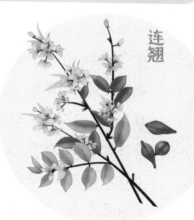
连翘

方二

处方 连翘15克，薄荷9克，淡豆豉30克，葱白、面粉各适量。

适应证 流行性感冒。

用法

前三味药物研成末。取药末20克，将适量葱白加入其中，捣成糊状，取适量药糊分别涂在风池穴、大椎穴上，用胶布固定好。再取药末15克，将其填于肚脐之中，将适量清水滴在药末上，然后用面糊（也可用纱布）围住肚脐，用胶布固定好，防止药物流出。每日用药时间为1～2小时。

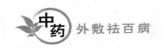

方三

处 方 生石膏、板蓝根、连翘、薄荷、淡豆豉各 15 克，葱白、蜂蜜、鸡蛋清各适量。

适应证 风热感冒之全身酸痛。

用 法

　　将前五味药物研成细末，取适量药末，加入葱白适量，将其捣成泥状，接着加入蜂蜜、鸡蛋清混合均匀，然后将药物制成饼状，烘热后贴于肚脐处，最后用纱布固定好。每日 1 次。

健康小贴士

◎ 平时要进行适当的运动和锻炼，以增强体质。锻炼出汗后要及时换衣洗澡，防止因出汗受凉而感冒。

◎ 季节交替时，要注意天气变化，及时增减衣服。

◎ 要保证充足的休息，增强身体的抵抗力。

◎ 保持居室卫生，注意勤开窗，保证新鲜空气的流通。

◎ 在感冒流行的季节，避免去人多拥挤的场所。家人如有患感冒的，应主动戴口罩，餐具分开使用，避免交叉感染。

◎ 饮食宜清淡，多吃一些易消化的食物，注意多喝水。

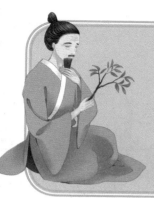

咳　嗽

咳嗽是促使痰液或气道异物排出的一种保护性生理反射，频繁或剧烈地咳嗽，以及咳出大量或黏稠的痰均属于病态。

症状表现

中医认为，有声无痰为咳，有痰无声为嗽。咳嗽一般分为外感和内伤两种。前者常伴有感冒之症，发病快；后者多见于慢性病患者。

病发原因

患者咽喉、气管、支气管黏膜或胸膜受到炎症、异物、物理或化学性刺激，会引发咳嗽。中医上将外感咳嗽归因为六淫犯肺，将内伤咳嗽归因为功能失调、内邪干肺，发病原因都是肺气不宣、气火上逆等。

贴敷穴位

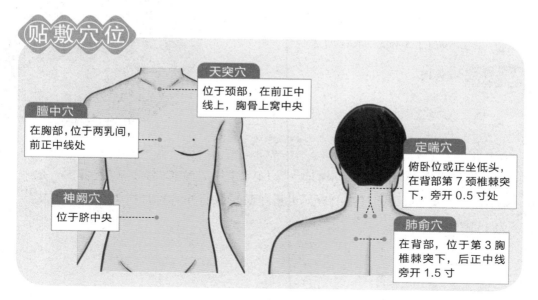

天突穴
位于颈部，在前正中线上，胸骨上窝中央

膻中穴
在胸部，位于两乳间，前正中线处

定喘穴
俯卧位或正坐低头，在背部第 7 颈椎棘突下，旁开 0.5 寸处

神阙穴
位于脐中央

肺俞穴
在背部，位于第 3 胸椎棘突下，后正中线旁开 1.5 寸

外敷处方

方一

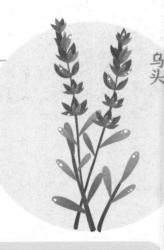
乌头

处 方 川乌、草乌、麻黄、桂枝各200克，白芥子100克，干姜200克，麻油、黄丹各适量。

适应证 老年慢性气管炎（咳嗽）及喘息性支气管炎。

用 法

前六味药物用麻油熬制，然后用黄丹收成膏状。取15克摊成黑膏药。喘息性支气管炎贴敷膻中穴、定喘穴（双侧）；老年慢性气管炎贴敷膻中穴、肺俞穴（双侧）。10日1个疗程，每次贴2日，不间断换药。

方二

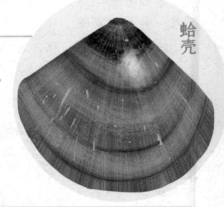
蛤壳

处 方 鱼腥草15克，青黛、蛤壳各10克，葱白3根，冰片0.3克。

适应证 久咳。

用 法

前三味药物研成细末，再加入葱白、冰片，捣成糊状，放置备用。接着用75%的酒精对肚脐处消毒，再将药敷于肚脐处。每日换1次药，10次为1个疗程。

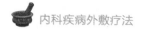

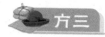 方三

处　方 川乌、草乌、麻黄、细辛、白芷、天南星、白附子、川椒、皂角刺（去核皮）各 150 克，香油 250 毫升，樟丹 400 克，冰片 100 克，白矾 20 克，薄荷脑 4 克。

适应证 急性支气管炎（咳嗽）。

用　法

将前九味药物用香油炸，去渣，然后将油烧沸，再将樟丹缓缓放入油中，并不断搅拌，等到樟丹熟透，滴水成珠，硬度卡断即可。此时关火，等到温度下降，药膏能拔丝时，将冰片放入其中搅匀，过 2 分钟加入研成末的白矾、薄荷脑。混合均匀后摊放在牛皮纸或白布上备用。用药前，先针灸天突穴 1 ~ 1.5 寸，去针，再将 1 块 10 ~ 15 克的药膏贴在穴位上固定即可。每 5 天换 1 次药。3 贴为 1 个疗程。中间隔 7 ~ 10 日，再进行下个疗程。

健康小贴士

◎ 若遇到冷空气、刮大风或其他恶劣天气时，出门尽量佩戴口罩，以免受到强烈刺激而咳嗽。

◎ 患者出现咳嗽时，应保证充足的水分供应，使呼吸道黏膜时刻保持湿润状态。冬季天气干燥时，可使用空气加湿器。

◎ 保证患者拥有良好的休息环境，避免吵闹，以防患者因情绪波动引起咳嗽。

◎ 尽可能避免吸入刺激性物质，如香烟、花粉、汽车尾气等。

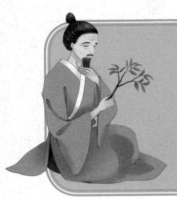

眩　晕

眩晕是目眩和头晕的总称，表现为头眩眼花的症状。

症状表现

患者出现眩晕时，常常感到眼花或视物变黑，感到外界事物摇摇晃晃，或者感到自身摇摆不定，就像坐船一样，常伴有恶心、呕吐、出汗、肢体颤抖、耳鸣、耳聋等症状，严重者甚至会晕倒。

病发原因

眩晕分为真性眩晕和假性眩晕，真性眩晕是眼、本体觉或前庭系统出现的疾病；假性眩晕是由心血管疾病、脑血管疾病、贫血等全身系统性疾病所致。中医认为，眩晕多发于虚证，或因痰浊中阻所致。

贴敷穴位

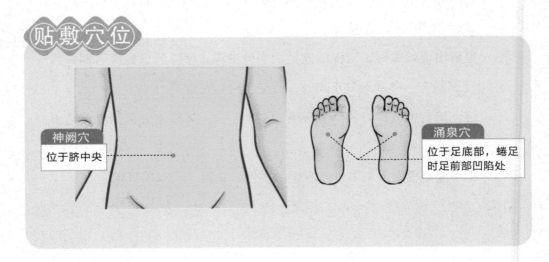

神阙穴
位于脐中央

涌泉穴
位于足底部，蜷足时足前部凹陷处

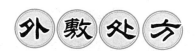

外敷处方

方一

处 方 白芥子 30 克，胆南星、白矾各 15 克，川芎、郁金各 10 克，姜汁适量。

适应证 痰浊内蕴型眩晕。

用 法

前五味药物研成细末，加入姜汁调匀，制成膏状，将其贴于肚脐处，然后用纱布围住，再用胶布固定好。每日换 1 次药，15 日为 1 个疗程。

方二

处 方 吴茱萸、川芎、白芷各 10 克，食醋适量。

适应证 头晕头痛。

用 法

将吴茱萸、川芎、白芷研成细末，然后加入食醋拌匀成糊状，取适量贴于神阙穴、涌泉穴上，用纱布覆盖，再用胶布固定好。每日用药 1 次。

方三

处 方 山栀 20 克，大黄、黄连各 10 克，肉桂 5 克，米醋适量。

适应证 肝阳上亢型眩晕。

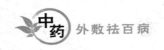

外敷祛百病

▶ 用 法

将山栀、大黄、黄连、肉桂共研成末，取30克药末，加入米醋拌匀调成糊膏状，将其贴于双足心涌泉穴处，接着用纱布覆盖，再用胶布固定好。每日换药1次。

方四

▶ 处 方 威灵仙、刘寄奴、葛根、鸡血藤、川芎、桂枝、细辛、红花各30克，骨碎补、五加皮、丹参、补骨脂、狗脊、桑寄生、鹿衔草各35克。

▶ 适应证 颈源性眩晕。

▶ 用 法

以上药物研为粗末、和匀，分装2个布袋中备用。将药袋先后放入凉水中稍浸泡，以半湿为度，取出放锅中，隔水蒸40分钟后取出，置于颈部热敷（温度太高时为避免烫伤皮肤，可在药袋外包几层干纱布，待稍温后可除去包布），局部用小被子盖好保温。冷则换另一袋，交替使用，一般热敷1小时左右，每日2次。每次热敷后用干毛巾将汗水擦净，继续卧床休息片刻，严防着凉。袋中药物5日一换。1个月为1个疗程。

健康小贴士

◎ 患者宜饮食清淡，忌食油腻、动物内脏，以防助湿生痰，酿热生风；忌食辛辣，戒烟戒酒，以防风阳升散。

◎ 出现眩晕时，可指导患者卧床休息、闭上眼睛、做深呼吸，或用手指按压印堂穴、太阳穴等。

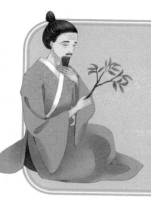

头 痛

头痛是临床常见症状之一，通常指局限于头颅上半部，包括眉弓、耳轮上缘和枕外隆突连线以上部位的疼痛。

症状表现

头痛的类型有重痛、空痛、昏痛、隐痛、跳痛、刺痛、胀痛、灼痛等，发作形式有突然发作、缓慢发作、反复发作、时痛时止。疼痛的持续时间长短不一，短则数分钟至数小时，长则数天至数周，甚至更长。

病发原因

头痛的发病原因有很多，有的是由于颅内病变或颅外头颈部病变，有的是由于头颈部以外的躯体疾病及神经官能症、精神类疾病等。中医将头痛分为两类：外感头痛和内伤头痛，主要由热、寒、湿等外邪侵袭，瘀血阻于脑络、痰浊上蒙脑窍等引起。

贴敷穴位

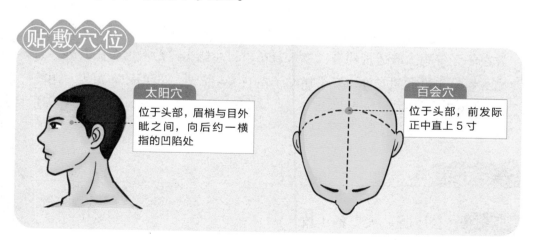

太阳穴
位于头部，眉梢与目外眦之间，向后约一横指的凹陷处

百会穴
位于头部，前发际正中直上5寸

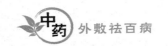

外敷祛百病

外敷处方

方一

▶处 方　胡椒、艾叶各等份，鸡蛋清适量。

▶适应证　风寒头痛。

▶用　法

　　胡椒、艾叶研成细末，加入鸡蛋清调匀成糊状，贴于百会穴处。每日更换，5～7日为1个疗程。

方二

▶处 方　青黛、黄连、决明子、黄芩、桑叶、当归、红花、生地黄、防风、紫苏叶、贝母各等份，麻油、黄丹、朱砂、青黛、黄花末适量。

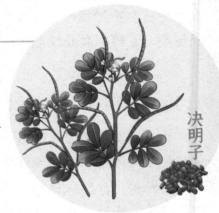

决明子

▶适应证　风热头痛。

▶用　法

　　前十一味药物用麻油熬，再用7/10黄丹、1/10朱砂、适量青黛收膏，放在一旁备用。取适量药膏，掺入黄花末，左侧头痛贴右边太阳穴处，右侧头痛贴左边太阳穴处，全头痛贴于左右太阳穴处，再用纱布覆盖，用胶布固定好。每日换药1次。

方三

▶处 方　公丁香、大枣各1枚。

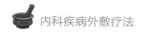

▶适应证 血虚头痛。

▶用　法

将以上药物捣烂成泥状，贴于两侧太阳穴处。

方四

▶处　方 生草乌、天南星、生白附子各 30 克，葱白 7 根，生姜 40 克。
▶适应证 血管性头痛（头痛、偏头痛）。

▶用　法

上药共研末调匀，备用。用时用 1 层纱布包好药末，放入锅内蒸，热敷痛处，包扎固定。

健康小贴士

◇ 患者应避开强光、噪声环境，避免情绪刺激等，保持作息规律，心情放松。

◇ 应根据头痛患者的疼痛类型安排饮食。外感头痛的患者宜食用葱、姜、豆豉等食物；内伤头痛的患者宜食用桂圆、大枣、芝麻、莲子等食物；偏头痛的患者应避免食用巧克力、香蕉、乳酪等高钾或具有刺激性的食物，还宜戒烟戒酒。

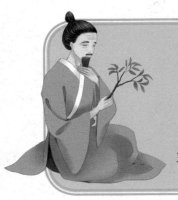

呕 吐

呕吐是指食物或痰涎等由胃上逆而出的病症，伴有或不伴恶心。

症状表现

呕吐因病因不同而反应不同。颅内疾病常引发喷射性呕吐；胃及十二指肠溃疡常在餐后呕吐；腹膜炎、胰腺炎、胆囊炎等疾病，常出现顽固性呕吐，即吐后不见缓解，甚至排空胃内容物后仍出现干呕的症状。

病发原因

一般认为，呕吐按发病机制可分为中枢性呕吐、前庭障碍性呕吐、反射性呕吐三类。中医认为气逆于上则发为呕吐。

贴敷穴位

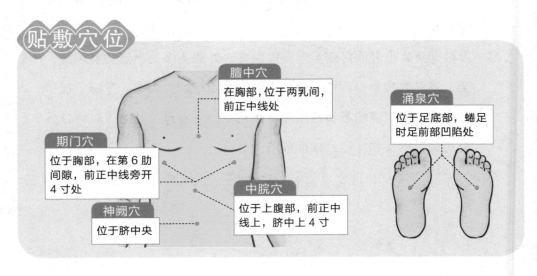

膻中穴
在胸部，位于两乳间，前正中线处

涌泉穴
位于足底部，蜷足时足前部凹陷处

期门穴
位于胸部，在第6肋间隙，前正中线旁开4寸处

中脘穴
位于上腹部，前正中线上，脐中上4寸

神阙穴
位于脐中央

外敷处方

方一

处　方　胡椒 10 克，绿茶 3 克，酒曲 2 个，葱白 20 克。

适应证　肝气犯胃导致的呕吐。

用　法

　　将以上药物捣成糊状，摊在 4 块圆形塑料布或油纸上（直径 3 厘米），分别贴于中脘穴、膻中穴、期门穴（双侧）处，再用胶布固定好。每日 1 次，每次用药时间为 6 ~ 12 小时。

方二

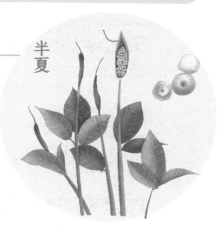

半夏

处　方　半夏 20 克，公丁香 15 克，陈皮 10 克，鲜生姜 30 克。

适应证　孕妇恶阻（妊娠时恶心呕吐）；对脾胃虚寒及胃失和降的呕吐同样有效。

用　法

　　前三味药物研成细末，然后将生姜榨成汁，加入药末中，混合均匀后制成小药饼，将其贴在肚脐上，用纱布覆盖，再用胶布固定好。每日用药 1 次，连用 2 ~ 3 日。

方三

处　方　胡椒 10 克，葱白 5 根，樟丹适量。

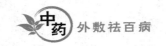

▶**适应证** 呕吐。注意孕妇禁用。

▶**用 法**

将胡椒研成细末，与洗净的葱白、樟丹一起捣成膏状，放置一边备用。用时将药膏压成饼状，敷在两足底涌泉穴上，用纱布覆盖，再用胶布固定好。每日换 1 次药。

方四

▶**处 方** 活地龙（蚯蚓）适量。

▶**适应证** 肝气犯胃及胃热引起的呕吐。

▶**用 法**

将蚯蚓捣成泥状，备用。用时取 20 克药，分别敷在两足涌泉穴上，外面用纱布包扎，固定好。每日用药 1 次。

健康小贴士

◎ 呕吐患者忌食油腻或辛辣的食物，宜清淡饮食。同时要注意饮食清洁，不吃过期的食物。

◎ 呕吐患者症状缓解时可食用一些流质饮食，如藕粉、新鲜果汁、米汤等。

◎ 平时忌过量饮食，忌油炸食物、酒和碳酸类饮料。

◎ 忌过喜过忧，保持心态平和。

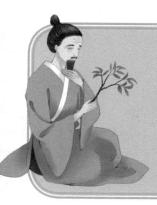

呃　逆

呃逆俗称打嗝，表现为喉间呃呃连声，发声短而频繁，不能自制。

症状表现

呃逆即膈肌痉挛，发病时会对睡眠等造成影响。轻者短时间内可自愈，重者则可能需要数小时或数天才能缓解。

病发原因

呃逆是一种常见的生理现象，一般因膈肌痉挛收缩而导致。在中医中，呃逆被归因于情绪及饮食等方面的问题。中医认为，体内寒气积蓄及燥热之气过盛等都会引起呃逆。

贴敷穴位

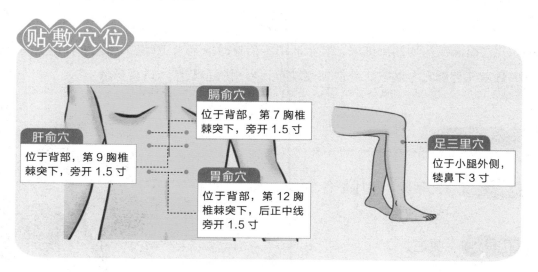

膈俞穴
位于背部，第 7 胸椎棘突下，旁开 1.5 寸

肝俞穴
位于背部，第 9 胸椎棘突下，旁开 1.5 寸

胃俞穴
位于背部，第 12 胸椎棘突下，后正中线旁开 1.5 寸

足三里穴
位于小腿外侧，犊鼻下 3 寸

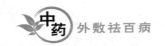

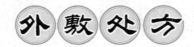

方一

（处　方）　吴茱萸、附子、桂枝、乳香、细辛、干姜、蜀椒各 3 克，辣椒油适量。

（适应证）　呃逆。

（用　法）

　　前七味药共研细末，加入辣椒油调制为糊状物，取适量贴敷于中脘穴、肝俞穴、膈俞穴、足三里穴、胃俞穴上，每次贴敷 12 小时。每日 1 次，5 次 1 个疗程。共 2 个疗程。

方二

（处　方）　柿蒂、丁香、刀豆壳、沉香各 15 克，焦三仙 50 克，姜汁适量。

（适应证）　呃逆，实呃尤宜。

（用　法）

　　前五味药物共研细末，装于瓶中。治疗时取药末 10 克，加入姜汁调为膏，在神阙穴上贴敷，外面加盖纱布，再用胶布贴严。每日换药 1 次。

方三

（处　方）　吴茱萸、苍耳子各 20 克，肉桂 5 克，米醋适量。

（适应证）　呃逆。

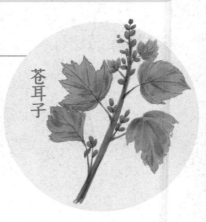

苍耳子

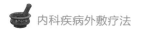
用　法

前三味药物共研细末，装于瓶中。治疗时取药末 10 克，加入适量米醋调为稀糊状，在双足心涌泉穴上贴敷，用纱布包扎，再用胶布固定。每日换药 1 次，连用 3 日。

方四

处　方　生赭石 30 克，沉香、法半夏各 15 克，生姜汁适量。

适应证　各种原因引起的呃逆。

用　法

前三味药物共研细末，装进瓶中备用。用时取药末 20 克，用生姜汁调匀成膏状，敷在中脘穴、神阙穴上，外面盖上纱布，再用胶布固定好。每日换 1 次药。

健康小贴士

◎ 若过量饮用碳酸饮料或酒，或者吃饭速度过快，都容易出现呃逆现象。因此，我们要养成健康的饮食习惯。

◎ 负面情绪积累过多也容易引发呃逆。因此，我们要注意保持心理健康，尽量化解负面情绪，为自己营造舒适愉悦的生活环境。

◎ 若突然出现呃逆不止，属土败胃绝，预后往往不良，需要引起重视。

◎ 肠道胀气的患者应当多去户外散散步，可消除紧张的情绪，同时有助于提高胃肠动力。

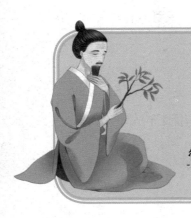

中 风

中风，又叫"卒中"，是中医对急性脑血
管疾病的统称。

症状表现

中风有多种表现，如说话含糊不清、口角㖞斜、半身不遂、突然昏迷等。这种疾病发病较快，病情变化也快。中医将此病分为两类：一类为中脏腑，表现为突然昏迷；另一类为中经络，表现为面部神经麻痹。

病发原因

中风通常被划入脑血管意外范围内，并被分为两类：一类为出血性，另一类为缺血性。中风在中医中被归因于气血问题，认为是神明失宣、正气不足、气血冲逆、肾阴不足、正气亏虚等导致的。

贴敷穴位

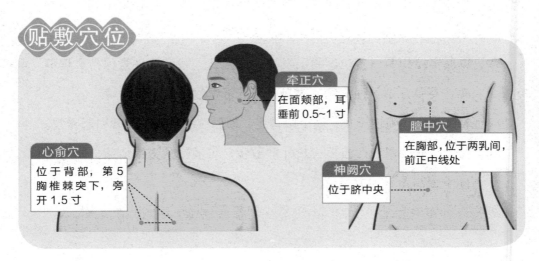

牵正穴
在面颊部，耳垂前0.5~1寸

膻中穴
在胸部，位于两乳间，前正中线处

心俞穴
位于背部，第5胸椎棘突下，旁开1.5寸

神阙穴
位于脐中央

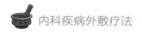

外敷处方

方一

处 方 黄芪、羌活、威灵仙各 90 克，乳香、没药各 40 克，肉桂 10 克，醋或黄酒适量。

适应证 中风（脑梗死）。

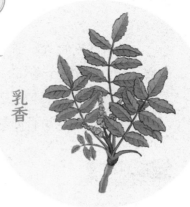

乳香

用 法

前六味药物共研细末，和匀贮瓶备用。每次取 6 克，用醋或黄酒调成糊状，每晚睡前洗净脐窝，将药糊敷入脐中，用风湿膏固定。可用热水袋热敷（勿过烫）。次夜如法换药，1 周后改隔日换 1 次药。

方二

处 方 制马钱子 25 克，芫花、白附子各 10 克，明雄黄、胆南星各 5 克，黄酒适量。

适应证 中风，口眼㖞斜。

用 法

前五味药物混合共研细末，过筛，密封储存。治疗时取药末 10～15 克，加入黄酒调制成膏，敷于神阙穴与牵正穴。外面加盖蜡纸，以胶布固定。2 日换药 1 次，10 日左右见效。

方三

处 方 巴豆仁、麻黄各 50 克，杏仁 30 克，肉桂、甘草各 15 克，白酒、生姜各适量。

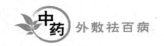

▷**适应证**　中风闭证。

▷**用　法**

前五味药物共研细末，装入瓶中。治疗时取药末 45 克，加入白酒制成厚膏状，做成 3 个药饼，分贴于膻中穴、心俞穴（双侧）上，外面加盖纱布，并以胶布贴严。另取生姜切薄片贴于神阙穴（肚脐）上，以艾炷如绿豆大点燃灸之，灸至患者苏醒为止。

方四

▷**处　方**　桃仁、红花、山栀子各 5 克，冰片 3 克，白酒适量。

▷**适应证**　中风后遗症。

▷**用　法**

前四味药物共研细末，加入白酒调成稀糊状备用。用时取适量药膏，敷在患侧足心涌泉穴上，外面盖上纱布，并用胶布固定好。每日换 1 次药。

健康小贴士

◎ 为维护肌肉功能，中风患者应积极调整精神状态，坚持进行科学锻炼，使肌肉神经得到良好刺激。

◎ 为避免出现褥疮，卧床的中风患者应避免长时间保持同一个姿势。

◎ 为避免发生感冒，中风患者的房间应适当通风。

◎ 为恢复语言功能，中风患者应多与他人进行交流。

◎ 为避免发生吸入性肺炎，中风患者在饮食方面应尽量选取易消化的食物，并且在吃饭时尽量细嚼慢咽。

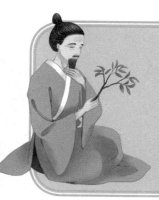

中　暑

中暑是高热环境下，人体体温调节功能紊乱，产生的热能不能适当地向外散发，积聚而发生高热的病症。

症状表现

中暑程度轻时，患者感到恶心头晕，有时伴有呕吐；程度重时，患者面色变得苍白，血压降低，呼吸失律，甚至可能发生昏厥；若进一步恶化则有死亡的危险。对于中暑，前期预防和及时救治都很重要。

病发原因

中暑是由于高热环境造成大脑功能失调，进而导致人体体温调节出现异常，从而引发的各种症状。中暑在中医中被认为是暑湿秽浊之气乘虚侵入人体所致。

贴敷穴位

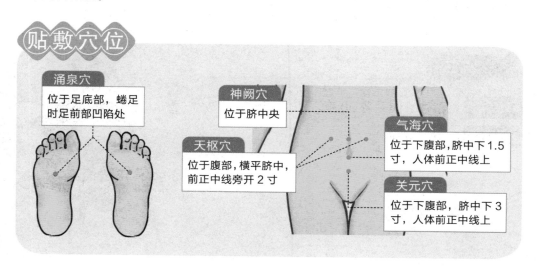

涌泉穴
位于足底部，蜷足时足前部凹陷处

神阙穴
位于脐中央

天枢穴
位于腹部，横平脐中，前正中线旁开2寸

气海穴
位于下腹部，脐中下1.5寸，人体前正中线上

关元穴
位于下腹部，脐中下3寸，人体前正中线上

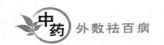

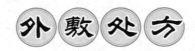

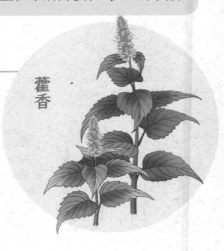
藿香

方一

处　方　地龙、吴茱萸各等份，面粉、醋各适量。

适应证　中暑发热。

用　法

地龙、吴茱萸研细末，加入适量面粉，以醋调成饼，贴于两足心涌泉穴上，以纱布包扎，每日1次。

方二

处　方　硫黄、硝石各15克，明矾、雄黄、滑石各8克，白面50克。

适应证　中暑轻症。

用　法

将上药混合研末，过筛，取白面加水掺药末调为糊状。治疗时，取药糊分别敷于神阙穴、天枢穴、气海穴、关元穴上，干后另换，每日不间断。

方三

处　方　藿香、佩兰各30克。

适应证　中暑各症。

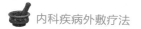

▶用　法

水煎取液，用拇指、食指蘸药液，在患者背心、胸肋骨上掐压和推擦，然后提捏肘膝弯处的筋腱。

方四

▶处　方　鲜荷花或鲜荷叶 50 克。

▶适应证　中暑。

▶用　法

将鲜花或鲜荷叶捣烂如泥，敷于肚脐及天枢穴，干后不间断换。

健康小贴士

◇ 对于野外活动者，在活动前做好防暑准备是很有必要的，可以考虑在活动时戴上遮阳帽，并尽量减少阳光直接照射的时间。

◇ 症状较轻时，可以先将患者搬移到阴凉通风处，取毛巾湿敷患者头部，同时解开患者衣领，并为患者扇风降温。

◇ 若患者症状略重，可以取凉水擦拭其身体，配以扇风、冰块外敷等措施。进行冰块外敷时，应将冰块敷于头部、腋下、大腿腹股沟处。若情况严重，则应及时送往医院进行救治。

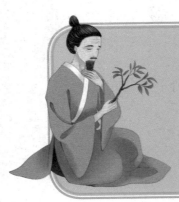

癫痫

癫痫俗称羊癫风、羊角风等，是一种反复发作的短暂性大脑功能失调性疾病。

症状表现

癫痫突然发作时会意识丧失、感觉障碍、口吐白沫、手足抽搐，但清醒后如常人。各类癫痫的发病症状没有太大差异，一些属于原发性或功能性癫痫，另一些属于继发性或器质性癫痫。在发作类型上，又可分为精神运动性发作、局限性发作、大发作、小发作等。

病发原因

继发性癫痫在现代医学中被归因于中毒、代谢、脑部疾病、缺氧等因素；原发性癫痫的发病原因在现代医学中尚未明确。癫痫在中医领域属于痫证，是由气血虚弱、肝肾亏虚，或是情绪失常、饮食失节以致肝风不正、清窍受蔽等导致的。

贴敷穴位

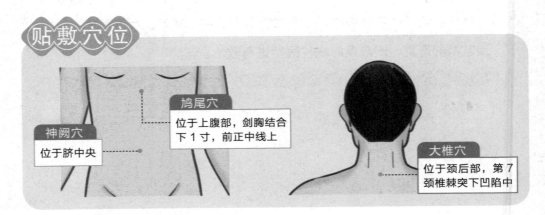

鸠尾穴
位于上腹部，剑胸结合下1寸，前正中线上

神阙穴
位于脐中央

大椎穴
位于颈后部，第7颈椎棘突下凹陷中

外敷处方

方一

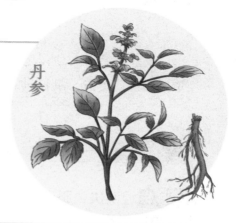

丹参

▶ **处　方**　丹参、郁金、木香、香附、胆南星、葛根各15克，白胡椒、皂角、白矾、硼砂各10克，朱砂5克，冰片1.5克，蜂蜜适量。

▶ **适应证**　癫痫之属痰痫者。

▶ 用　法

将前十二味药共研细末，装入瓶中。治疗时取出适量药末，交替吹入患者鼻中，每小时吹1次。也可把瓶盖打开，使患者鼻孔对准瓶口后深吸气，每次吸10～15分钟，每日3～6次。同时，将蜂蜜加入药末调为膏状，在患者脐中神阙穴上贴敷，用胶布加以固定，每日换药1次。

方二

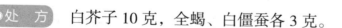

▶ **处　方**　白芥子10克，全蝎、白僵蚕各3克。

▶ **适应证**　癫痫之属痰痫者。

▶ 用　法

将以上药物研为细末，摊于3厘米×3厘米胶布正中，于大椎穴、鸠尾穴处贴敷。每3日换1次，10次为1个疗程。

方三

▶ **处　方**　白颈蚯蚓1条（焙干），白矾3克，胆南星10克，白附子、

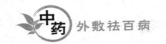

半夏各 9 克, 白胡椒、川乌各 5 克, 芭蕉根汁 1 小杯。

▶适应证 阴痫。

▶用 法

上药研为细末, 加入芭蕉根汁调为稠糊状。治疗时以适量药糊填满脐中, 取纱布加以覆盖, 用胶布加以固定。每日换药 1~2 次。用药至控制发作为止。

方四

▶处 方 明矾、胆南星、硼砂、丹参各 1 克, 苯妥英钠 0.5 克。
▶适应证 癫痫, 突然昏倒。

▶用 法

以上药物共研细末, 装瓶密封备用。用时每次取药末 1 ~ 2 克, 填入脐内, 用胶布贴紧, 每日换 1 次药, 至发作被控制为止。

健康小贴士

◎ 癫痫患者应注意情绪健康, 努力营造身心舒适的生活环境, 避免过度劳累或大喜大悲。尽量避免参与劳动强度大的活动或工作。

◎ 有些种类的癫痫不适合家庭治疗, 如脑部肿瘤等引起的癫痫, 这类患者应尽快在家人的陪同下就医。

◎ 癫痫患者的饮食宜清淡, 避免食用生冷食物、甜度较高的食物、助热食物和刺激性食物。

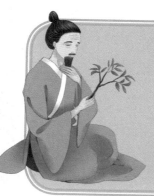

失 眠

失眠又称为入睡和维持睡眠障碍，是以睡眠时间不足或质量不高为临床表现，且对日常生活造成影响的一种病症。

症状表现

失眠的种类较多，有些失眠的特点是难以入睡，有些则是入睡后频繁醒来，有些是早醒并且醒后难以重新睡眠，还有些是噩梦连连，也有一些表现为醒来后精力未能恢复过来。

病发原因

失眠多因中枢损伤、药物作用、情感障碍等所致，同时一些疾病也可能引起失眠，如尿毒症。失眠在中医中分为虚、实两类，被归因于劳累过度、情绪失调、饮食习惯不合理、身体过度虚弱等。

贴敷穴位

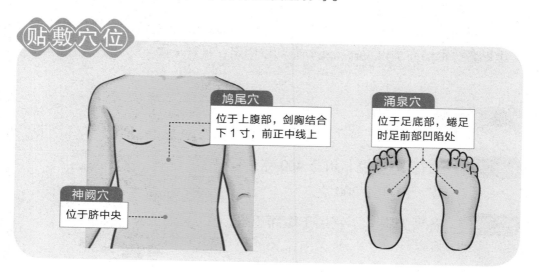

鸠尾穴
位于上腹部，剑胸结合下1寸，前正中线上

涌泉穴
位于足底部，蜷足时足前部凹陷处

神阙穴
位于脐中央

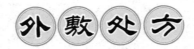

外敷处方

方一

处方 生龙齿、琥珀、磁石各 2 克，远志 10 克，生酸枣仁、炒酸枣仁各 30 克。

适应证 失眠。

用法

前四味药共研细末，生、炒酸枣仁水煎浓缩，将浓缩液加入药末制为糊状，在肚脐上贴敷，外面用塑料薄膜和胶布进行覆盖及固定。每 3 日换药 1 次，每晚睡前用热水袋热熨 15 ～ 30 分钟。

方二

处方 吴茱萸 10 克，米醋适量。

适应证 失眠。

用法

将吴茱萸研细末，治疗时以米醋加入适量细末调为糊，在脚心涌泉穴上贴敷，取纱布加以覆盖，用胶布加以固定，每日 1 次。

方三

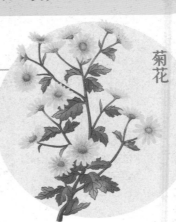

菊花

处方 菊花 1000 克，川芎 400 克，牡丹皮、白芷各 200 克。

适应证 各型失眠。不宜用于癫痫患者。

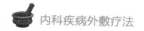

取洁净布制成枕头，装入上药，睡眠时用此枕头。

 方四

处　方　丹参、白芍、夜交藤各 15 克，朱砂 3 克，酸枣仁、远志各 10 克，醋适量。

适应证　失眠（心脾两虚型）。

用　法

前六味药物共研细末，装瓶密封备用。临睡前取药末 15 克，用醋调成糊状，敷在肚脐处，外面盖上纱布，并用胶布固定好。每日换 1 次药。

健康小贴士

◎ 失眠症状如果较轻微，不必过于忧虑，应积极调整生活习惯加以改善。

◎ 睡前应营造良好的睡眠氛围，不看刺激性强的影片，不做剧烈运动，使身心处于愉悦放松的状态。

◎ 想要拥有良好的睡眠，仅靠调整作息规律是不够的，还应注意饮食规律，在睡前不应吃过多食物，也不要饮用具有提神醒脑作用的饮品，如咖啡、茶等。

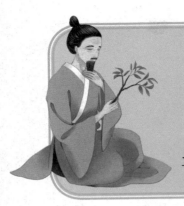

发 热

发热是指体温超出正常范围，以发热为主要临床表现的病症。

症状表现

口腔温度高于37.3℃，腋下温度高于37℃，一昼夜温度波动超过1℃便属于发热。根据体温的不同，可以分为四类，低热（37.3 ~ 38.0℃），中度发热（38.1 ~ 39.0℃），高热（39.1 ~ 41.0℃），超高热（41.0℃及以上）。

病发原因

发热是由于体温调节中枢功能障碍，或机体散热、产热异常导致的。发热可分为两类：一类是病毒、细菌等感染性发热；另一类是白血病、风湿病及一些恶性肿瘤所致的发热。中医中归因于外邪侵袭、七情不调等，又细分为外感发热和内伤发热。

贴敷穴位

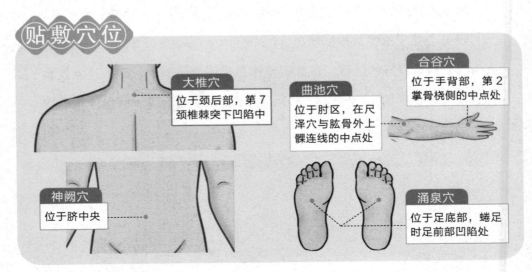

合谷穴
位于手背部，第2掌骨桡侧的中点处

大椎穴
位于颈后部，第7颈椎棘突下凹陷中

曲池穴
位于肘区，在尺泽穴与肱骨外上髁连线的中点处

神阙穴
位于脐中央

涌泉穴
位于足底部，蜷足时足前部凹陷处

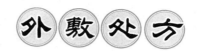

外敷处方

方一

▶**处　方**　生石膏 60 克，栀子、蒲公英各 30 克，猪胆汁 40 毫升。

▶**适应证**　发热。

▶**用　法**

　　前三味药共研细末，加入鲜猪胆汁调为糊状，摊在布块上，在大椎穴、曲池穴、合谷穴上贴敷。一般贴后 2 小时起效。

方二

▶**处　方**　大青叶 60 克，生大黄 18 克，牛蒡子、大蓟各 15 克，瓜子金 12 克，低度酒适量。

▶**适应证**　发热。

▶**用　法**

　　前五味药共研细末，加入低度酒，在双足心调敷，包扎固定，每日 1 次。

方三

▶**处　方**　生石膏、板蓝根、连翘、丹参、川芎各 15 克，葱白、蜂蜜、鸡蛋清各适量。

▶**适应证**　血瘀发热。

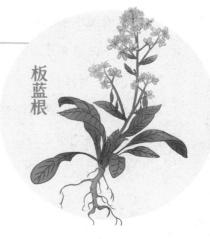

板蓝根

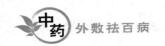

> **▶用　法**
>
> 　　将前五味药共碾细末，治疗时将鸡蛋清、蜂蜜、捣烂的葱白加入适量药末中，制成圆形小药饼。将药饼烘热后趁热在脐中贴敷，取纱布加以固定。每日用药 1 次。

方四

▶处　方　大黄、山栀子、僵蚕各 40 克，牛膝 20 克，细辛 10 克，米醋适量。

▶适应证　感冒发热。

> **▶用　法**
>
> 　　将前五味药物共研细末，装瓶密封备用。每次取药末 5 ～ 10 克，用米醋调成稀糊状，分贴敷在双侧足心涌泉穴处，并用伤湿止痛膏固定好，也可以盖上塑料薄膜后用胶布固定。4 ～ 6 小时后就可以取下，建议连续进行贴敷。

健康小贴士

◎ 取冰袋放于颈部、腋下、额头、腹股沟处可以起到降温作用，以酒精或温水擦浴也有类似效果。

◎ 对于体温高于 39℃ 的患者，既要尽快实施降温措施，又要寻找病因进行针对性治疗，否则会出现治标不治本的情况。

◎ 高热患者出汗量往往较大，应及时补充水分，比如饮用淡盐水，或喝清淡的菜汤等。

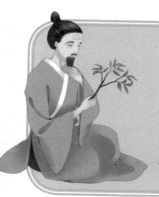

自汗、盗汗

自汗、盗汗是指由于阴阳失调、腠理不固，而致汗液外泄失常的病症。

症状表现

自汗的表现是：不受外界环境的干扰，白天经常出汗，活动后出汗更甚。盗汗也叫寝汗，睡觉时出汗，醒来后便停止出汗。自汗、盗汗常常单独出现，也可在其他疾病发生时伴随出现。

病发原因

甲状腺功能亢进、自主神经功能紊乱、风湿热、结核病、低血糖及某些传染病的恢复期常常伴有自汗、盗汗症状，大多是因为自主神经功能紊乱引起交感神经异常兴奋。中医认为，汗证主要是因为生病后身体虚弱，容易受风，或喜食辛辣等刺激食物所致。

贴敷穴位

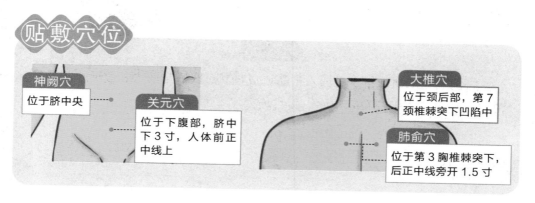

神阙穴
位于脐中央

关元穴
位于下腹部，脐中下3寸，人体前正中线上

大椎穴
位于颈后部，第7颈椎棘突下凹陷中

肺俞穴
位于第3胸椎棘突下，后正中线旁开1.5寸

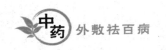

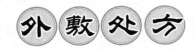

方一

处　方　乌梅 10 枚，生地黄 10 克，浮小麦 15 克，黄芪、透骨草各 12 克，大枣 5 枚，白芷 9 克，清水适量。

适应证　阴虚自汗。

▶用　法

　　将上述药物加入 600 毫升水，煎至 300 毫升，除去药渣，将干净的纱布（两块）浸泡到药汁中，等到温度适宜时，将纱布拿出分别覆盖在脐上、关元穴处约 15 分钟，之后再将纱布重新浸泡在药汁中，再将其分别覆盖在肺俞穴、大椎穴处约 15 分钟，每日 1 次。

方二

处　方　五倍子、五味子各 10 克，生地黄、何首乌、百合、太子参各 5 克，米醋适量。

适应证　盗汗。

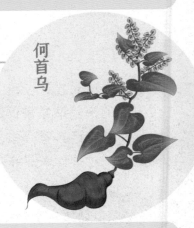

何首乌

▶用　法

　　将前六味药研成细末，加入米醋调成糊状，取适量药糊，敷于肚脐处，覆盖上纱布，并用胶布固定好。每日换药 1 ～ 2 次。

方三

处　方　何首乌 20 克。

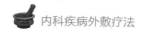

▶适应证　自汗。

▶用　法

　　将何首乌研成细末，用患者自己的唾液加入药末调成糊状，然后将药糊敷在神阙穴上，覆盖上纱布，并用胶布固定好。每日换 1 次药。

　方四

▶处　方　郁金 24 克，牡蛎 6 克，米汤适量。

▶适应证　盗汗。

▶用　法

　　前二味药物共研为末，备用。用时取药末 0.3 ～ 1.5 克，用米汤调成膏状，敷在左右两边乳头上，外面用胶布或清凉膏固定。每日换 1 次药，连续使用 3 ～ 4 天即可。如果贴敷处有发红、瘙痒或起水疱的情况，也可以隔日换 1 次药。

健康小贴士

◎　注意个人卫生，勤洗澡，勤换衣物，最好穿棉质衣物，有利于吸汗。

◎　在治疗的过程中，患者可适当进行身体锻炼，以增强体质，但要避免做剧烈运动。

◎　出汗多时要做好护理，避免受风寒。有原发病时，要积极配合医生进行治疗。

◎　保持心情舒畅，饮食上要少食辛辣等刺激性食物，戒烟戒酒，多喝水。

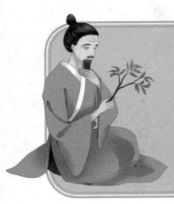

支气管炎

支气管炎是指气管、支气管黏膜及其周围组织的慢性非特异性炎症。

症状表现

支气管炎多发于冬春季节，分为急性支气管炎和慢性支气管炎两种。急性支气管炎主要症状为咳嗽、咳痰。慢性支气管炎一般出现在患感冒、急性支气管炎之后，每年发病持续3个月或更长时间，连续2年或2年以上，发病时常伴有咳嗽、咳痰，严重者有喘鸣的症状，多见于早晨或夜间。

病发原因

急性支气管炎通常由物理、化学、生物刺激等致病因素引起。慢性支气管炎病因尚不完全清楚，一般认为与感染、职业粉尘、化学物质、空气污染、吸烟等多种因素相关。中医认为其发病与肺、脾、肾三脏关系密切，临床上大部分是虚实夹杂之证。

贴敷穴位

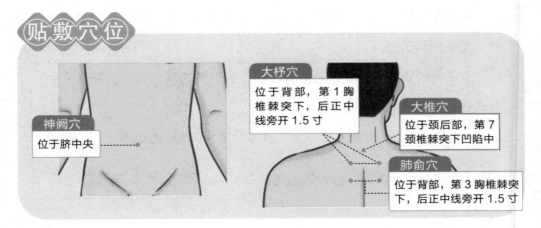

神阙穴
位于脐中央

大杼穴
位于背部，第1胸椎棘突下，后正中线旁开1.5寸

大椎穴
位于颈后部，第7颈椎棘突下凹陷中

肺俞穴
位于背部，第3胸椎棘突下，后正中线旁开1.5寸

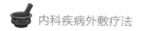

外敷处方

 方一

处　方　公丁香 0.5 克，肉桂、麻黄各 5 克，白芥子 4 克，半夏 3 克。

适应证　慢性支气管炎。

用　法

　　将上述药物一起研成细末，过滤之后放入干净的瓶中密封起来备用。使用时，取适量药末，敷在肚脐处，用纱布覆盖，并用胶布固定好。每隔 48 小时换 1 次药，1 次为 1 个疗程。

方二

处　方　川乌、当归、白及、茯苓、草乌、乌药各 18 克，连翘、白芷、木鳖子、赤芍、白薇、肉桂各 24 克，猪牙皂、桑枝、枣枝、桃枝、柳枝、槐枝各 15 克，麻油 1500 毫升，飞黄丹 500 克，乳香、没药各 12 克。

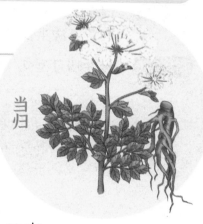

当归

适应证　毛细支气管炎。

用　法

　　前十八味药物加入麻油浸泡一夜，第二天熬焦去渣，再加入飞黄丹使药呈麦色，然后用桃柳棍（2 根）搅拌，滴水成珠状为止。再加入乳香、没药细末搅拌均匀，放置一边备用。使用时，取适量敷于肺俞穴（双侧）上，每 2 日换 1 次药，3 次为 1 个疗程。可同时使用庆大霉素、地塞米松静滴，口服红霉素及盐酸溴己新片、二羟丙茶碱片等进行治疗。

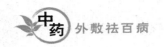

方三

处 方　干姜、陈皮、灯心草各 15 克，葱白适量。

适应证　支气管炎。

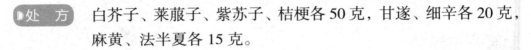

用 法

　　前三味药物研为细末，将葱白加入药末中，捣成糊状，取适量药糊敷于大杼穴、大椎穴、肺俞穴上，用胶布固定好。每日早、晚各 1 次。

方四

处 方　白芥子、莱菔子、紫苏子、桔梗各 50 克，甘遂、细辛各 20 克，麻黄、法半夏各 15 克。

适应证　慢性喘息型支气管炎。

用 法

　　以上药物共研细末，装瓶密封备用。用时将药末放在锅中炒热，用布包好，趁热在双侧肩胛之间敷半小时。每日热敷 1 次，一剂药为 7 日的用量。

健康小贴士

◎　平时要进行适量的体育锻炼，以增强自身抵抗力。

◎　应戒烟，否则会加重症状。

◎　在饮食上以高蛋白、高热量、高维生素和易消化、低脂肪饮食为主，多吃些鸡蛋、牛奶及新鲜的鱼、蔬菜、水果等。

◎　应大量饮水，每天饮水量要在 2000 毫升以上。

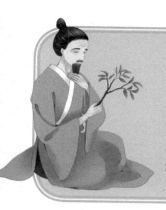

支气管扩张

支气管扩张症是一种常见的慢性支气管化脓性疾病。

症状表现

支气管扩张主要表现为呼吸困难，导致严重缺氧，甚至窒息。若不及时处理，病人因不能进行有效呼吸，不仅可能引发肺部病变，甚至会导致心律失常和心搏骤停。主要症状有咳大量脓痰、慢性咳嗽和反复咯血。

病发原因

一般认为，支气管扩张主要病因为支气管感染、阻塞和牵拉，少部分人与遗传因素有关。患者大多有支气管肺炎、百日咳或麻疹等病史。中医将此病归为"咳血""肺痈"范畴，主要是由肝火犯肺、肺络灼伤导致的。

贴敷穴位

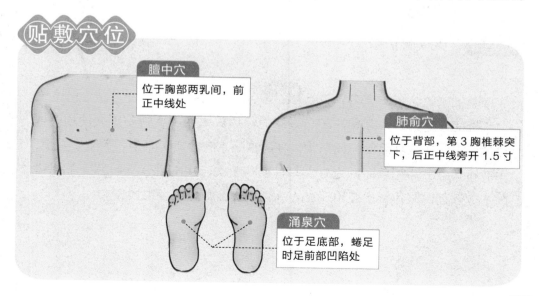

膻中穴
位于胸部两乳间，前正中线处

肺俞穴
位于背部，第3胸椎棘突下，后正中线旁开1.5寸

涌泉穴
位于足底部，蜷足时足前部凹陷处

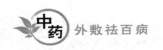

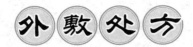

外敷处方

方一

处方 生地黄、熟地黄、天冬、麦冬、知母、川贝母、百部、山药、白及各等份，鸡蛋清适量。

适应证 支气管扩张。

用法

将前九味药物一起研成细末，过滤，然后装入干净的瓶子中密封备用。使用时，取 10 克药末，加入鸡蛋清调成糊状。将药糊贴在肺俞穴（双侧）处，用纱布覆盖，再用胶布固定好。每日换 1 次药，10 次为 1 个疗程。

方二

处方 款冬花、川贝母、侧柏叶、生地榆、鱼腥草、白及各等份，食醋适量。

适应证 支气管扩张。

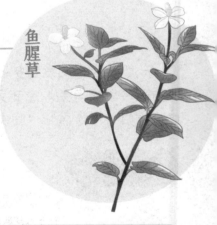

鱼腥草

用法

将前六味药物一起研成末，过滤，然后放入瓶中密封备用。使用时取适量药末，加入食醋调匀成糊状，将药糊贴于肺俞穴（双侧）和膻中穴上，用纱布覆盖，再用胶布固定好。每日换药 1 次，10 日为 1 个疗程。如果搭配本方散剂内服，每次服用 5 克，每日 2 次，则患者会很快痊愈。

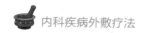

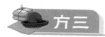 方三

处　方　吴茱萸、肉桂各 30 克，陈醋、面粉各适量，伤湿止痛膏数片。
适应证　支气管扩张。

用　法

　　将吴茱萸、肉桂共研细末，用干净的瓶子装好备用。使用时，取适量药末加入面粉、陈醋，混合均匀，制成小药饼，将其放置在伤湿止痛膏的中间位置。患者可每晚洗脚后将贴有药饼的伤湿止痛膏敷在双侧足心涌泉穴处。用药 24 小时，3 ～ 5 次为 1 个疗程。

健康小贴士

◎ 支气管扩张往往是由慢性肺部疾患发展而来的，所以一旦患上慢性肺部疾病应及时就医，并彻底治疗，防止其引起支气管扩张。

◎ 宜清淡饮食，戒烟、戒酒。

◎ 吃饭时注意不要狼吞虎咽，一般吃七分饱，要少食多餐。

◎ 特别要注重补充维生素，多吃含维生素 A 和维生素 C 的食物，如水果、蔬菜等。

◎ 禁食芥末、辣椒、花椒等刺激性食物，不要吃芋头、韭菜、黄豆、红薯、土豆等产气食物，也不要进食甜腻、高钠以及热性食物。

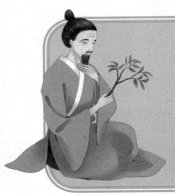

支气管哮喘

支气管哮喘是一种慢性气道疾病，主要特征是气道出现慢性炎症反应。

症状表现

支气管哮喘的特点是发作时会出现痰鸣声，呼吸困难甚至无法平卧。发作的时间通常只持续几分钟或几小时，有些情况下会持续数天。支气管哮喘是一种慢性病，常常伴随终身，现代医学尚未找到完全治愈的方法。

病发原因

支气管哮喘的发病机制涉及多种细胞和细胞组分的参与，如嗜酸性细胞、肥大细胞和淋巴细胞等。这些细胞在接触过敏原或其他诱发因素后，会导致支气管黏膜肿胀、分泌物增加及平滑肌痉挛等症状。中医认为主要病因是肺的内部积聚了痰湿，或者是受到了外界寒风的侵袭。

贴敷穴位

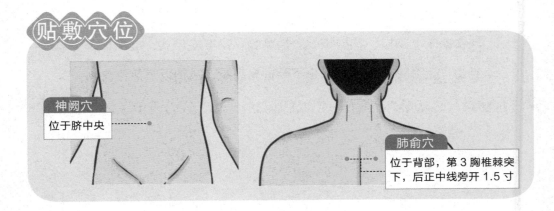

神阙穴
位于脐中央

肺俞穴
位于背部，第3胸椎棘突下，后正中线旁开1.5寸

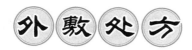

外敷处方

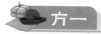 方一

处　方　鹿茸、白附子、肉桂各 100 克，全瓜蒌、紫苏叶各 20 克，防风、生绵黄芪、党参、白术各 150 克，炮姜、母丁香各 30 克，酒炒黄芪 300 克，清水 4000 毫升，茶油 2 升，黄丹 270 克。

适应证　老幼新旧哮喘。

用　法

　　将肉桂和丁香研磨成细末，与其他药材一起浸泡在清水中一夜。第二天，将药材放入锅中煎煮，直到水分蒸发干净。接着，加入茶油继续煎煮，直到药材完全干燥。然后，用绢布过滤掉杂质，并继续煎煮，直到水分凝结成珠。最后，加入黄丹，并将肉桂和丁香末加入混合均匀，做成药膏。再将药膏摊开晾干，每张重量为 25 ~ 30 克。在使用时，将药膏加热后贴在背部的肺俞穴上。每隔 2 ~ 3 日更换 1 次药。

方二

处　方　白芥子、胡椒各 3 克，细辛、白附子各 1 克，生姜汁适量。

适应证　支气管哮喘缓解期。

用　法

　　将前四味药物一起研磨成细末，并将其装入瓶中备用。选择患者的肺俞穴作为治疗点，先用拇指在双侧肺俞穴上用力按摩约半分钟，直至潮红，然后将一小勺药末与生姜汁混合成糊状，贴于穴位上，每日睡前进行外敷，第二天早晨揭去。如果局部皮肤感到剧烈灼痛，儿童可敷贴 2 小时，成人则可敷贴 4 ~ 6 小时后揭去。连续进行 7 次为 1 个疗程。

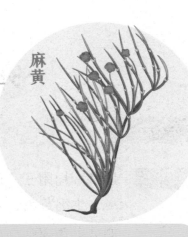

麻黄

方三

处方 麻黄、吴茱萸、白芥子各15克，生姜汁适量。

适应证 支气管哮喘。

用法

将麻黄、吴茱萸、白芥子一起研成末，加入生姜汁调匀后敷在肚脐处，再用胶布固定好。每2日换1次药，6次为1个疗程。

方四

处方 生麻黄、白及、紫菀各10克，天南星、半夏、桔梗、川贝母、细辛、杏仁、甘草各15克，生姜、阿胶各32克，麻油、黄丹各适量。

适应证 哮喘。

用法

前十一味药物加入麻油中熬制，再加入黄丹收膏，最后加入阿胶搅匀即成。用时取适量药膏贴敷双侧肺俞穴。

健康小贴士

◎ 注意防寒保暖，避免寒冷空气刺激引发疾病。

◎ 保持清淡饮食，避免油腻、辛辣、甜食，预防痰火滋生。

◎ 远离烟尘和异味，保持心情愉悦，避免负面情绪对健康的影响。

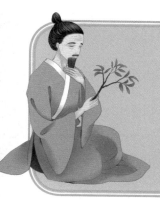

痛 风

痛风又称痛风性关节炎，是一种由嘌呤代谢障碍引起的疾病。

症状表现

痛风在 30 岁以上男性群体中发病率较高，并且患者往往有阳性家族史。多数发作于拇指和第 1 跖趾关节的单关节，且多发于夜间或凌晨。急性痛风发作后会出现关节红肿等症状，需要 1 ~ 2 个星期才能完全缓解。如果反复发作，则可能形成慢性关节炎，进而关节出现畸形，并导致活动受阻，还可能导致肾病及肾结石。

病发原因

痛风的产生原因是关节滑膜、滑囊、软骨及其他组织中出现的尿酸盐结晶沉积。一般而言，当嘌呤生物合成代谢增加，尿酸产生过多或因尿酸排泄不良而致血中尿酸升高时，便容易出现痛风。中医认为，阴寒水湿袭皮肉筋脉，加上患者平素肥甘过度、湿壅下焦等原因，久而久之出现痛风。

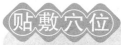

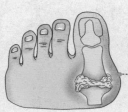

阿是穴

又称不定穴或压痛点，穴位一般都是随病而定

079

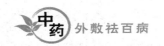

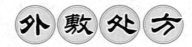

外 敷 处 方

▶ 方一

▶**处　方**　食盐 500 克，小茴香 120 克。

▶**适应证**　痛风。

▶ 用　法

　　将上述药物放入锅内炒热，治疗时每次取出一半包裹于纱布中并熨烫痛处，另一半则在锅中加热，当取出的一半变凉时便换另一半，同时将变凉的一半加热。如此反复数日，每日上、下午各做 1 次。

▶ 方二

▶**处　方**　党参、黄芪、熟地黄、当归、续断、牛膝、五加皮、附子、肉桂各 15 克，杏仁、白芷（去梢）各 4 克，麻油、黄丹各适量。

▶**适应证**　痛风。

▶ 用　法

　　前十一味药物用麻油熬制，然后用黄丹收成膏状，贴患处。

▶ 方三

▶**处　方**　当归、生地黄、附子各 150 克，白芷、肉桂心、朱砂、雄黄各 50 克，细辛、干姜、川芎、川乌头各 100 克，醋 3000 毫升，松脂 250 克，猪脂 2500 克。

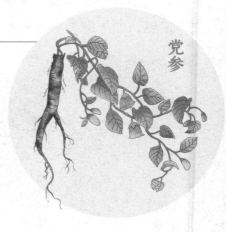

党参

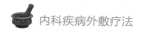

适应证 一切痛风。

用 法

当归、附子、白芷、肉桂心、细辛、干姜、川芎、川乌头锉细,加入地黄汁及醋浸泡 1 夜,滤出,加入猪脂,以慢火煎至白芷色黄,膏成绵状,滤去渣,入朱砂、雄黄及松脂等,以柳枝搅拌均匀备用。治疗时取膏适量摊抹病灶上,加盖纱布。每日换药 1 次,痊愈为度。

方四

处 方 鸡血藤 50 ~ 150 克,苏木、川续断、狗脊、独活、羌活、木瓜、地龙各 50 克,川芎、牛膝、乌梢蛇、血竭、孩儿茶、伸筋草各 30 克,红花 15 克,马钱子、当归、制乳香、制没药各 10 克,食醋适量。

适应证 痛风。

用 法

前十九味药物共研细末,装瓶密封备用。用时先取药末 200 克,用白布包好,放入锅中,再加入 2000 毫升水,煎沸 3 ~ 5 分钟之后倒入盆中进行足浴,同时熏洗患处,每次 15 ~ 25 分钟。洗完擦干净后,再取药末 50 克,用食醋调成糊状,涂敷在患处,隔日 1 次。

健康小贴士

◎ 应尽量减少食用高嘌呤食物,如鱼子酱、乳酸饮品、海参、动物内脏、笋类等,而要多食用低嘌呤食物,如蔬菜、水果、五谷杂粮等。

◎ 要格外重视肥胖情况,遵照医嘱进行身体检查;并尽量避免参加强度过高的运动。

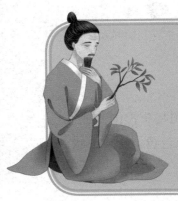

冠心病

冠心病全称"冠状动脉粥样硬化性心脏病"，是由冠状动脉粥样硬化引起的心脏疾病。

症状表现

冠心病患者往往同时具有肥胖、高血糖、高血压、高血脂等情况，并伴有心前区疼痛，多见于 40 岁以上中年人。在临床上，冠心病的表现有心律不齐、心力衰竭、心绞痛等。

病发原因

冠心病在中医中属于"胸痹"范畴，被归因于过度劳累及饮食失调等，并被认为与身体虚弱、寒邪内侵有关。

贴敷穴位

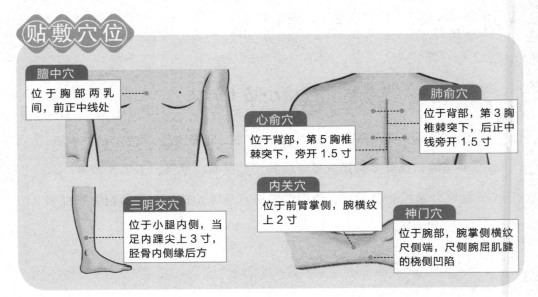

膻中穴
位于胸部两乳间，前正中线处

肺俞穴
位于背部，第 3 胸椎棘突下，后正中线旁开 1.5 寸

心俞穴
位于背部，第 5 胸椎棘突下，旁开 1.5 寸

内关穴
位于前臂掌侧，腕横纹上 2 寸

神门穴
位于腕部，腕掌侧横纹尺侧端，尺侧腕屈肌腱的桡侧凹陷

三阴交穴
位于小腿内侧，当足内踝尖上 3 寸，胫骨内侧缘后方

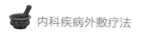
外敷处方

方一

处 方 檀香、乳香、没药、郁金、醋炒延胡索各 12 克，冰片 2 克，麝香 0.1 克，凡士林适量。

适应证 冠心病。

用 法

将前六味药物共研细末，加入麝香调匀备用。治疗时取少许药末，加入凡士林调为软膏状，于膻中穴、内关穴（双侧）贴敷，每日换药 1 次。

方二

处 方 三七、水蛭、黄芪、沉香、丹参、葛根各 3 克，温水适量。

适应证 冠心病。

用 法

将前六味药物研末后，加入温水调为糊，之后对所选穴位进行常规消毒，然后取药在膻中穴、心俞穴、内关穴、神门穴上贴敷，并取塑料薄膜与胶布加以覆盖及固定，隔日 1 次。

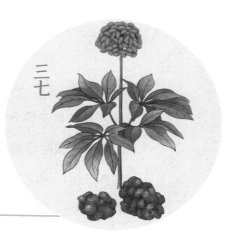

三七

方三

处 方 柴胡、香附、陈皮、赤芍、川芎、瓜蒌、薤白各 6 克，醋适量。

适应证 冠心病。

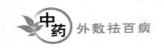

用 法

将前七味药物研为细末，加入醋调为糊状，在内关穴、心俞穴、膻中穴、厥阴俞穴、三阴交穴上贴敷，取纱布及胶布进行覆盖及固定，每日 1 次，10 日为 1 个疗程。

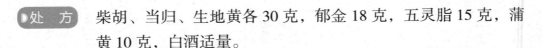

处 方　柴胡、当归、生地黄各 30 克，郁金 18 克，五灵脂 15 克，蒲黄 10 克，白酒适量。

适应证　冠心病。

用 法

前六味药物共研细末，用白酒调成稀糊状备用。用时取适量药膏，外敷在神阙穴及双侧内关穴上，外面盖上纱布，并用胶布固定好。2 小时后取下，每日贴 2 ~ 3 次，3 ~ 5 日为 1 个疗程。

健康小贴士

◎ 适时调整心态，保持积极稳定的情绪。可以通过听音乐或做一些自己喜欢的事来调节情绪。

◎ 注意根据温度增减衣物，避免过冷或过热。

◎ 饮食方面以清淡为佳，并应注意保持大便通畅，避免接触烟酒。

◎ 避免久坐，可适当进行锻炼，但注意切勿过度劳累。

◎ 远离二手烟环境。

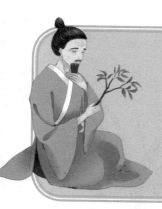

心 悸

心悸指患者自觉心中悸动，甚至不能自主
的一类症状。

症状表现

心悸的症状表现较多，并且和多种疾病相关联，往往伴有健忘、耳鸣、眩晕、失眠等，在情绪波动较大的情况下容易出现，通常持续数分钟至数小时不等。有些因疲劳过度而出现的心血管反应也属于心悸的范畴。

病发原因

心悸在现代医学中被归因于器质性或功能性疾病，如高血压性心脏病、冠心病、各种心律失常，以及低钾血症、贫血、心神经官能症等，都可以造成心悸。中医中归因于疲劳过度、情志不调、体质虚弱、汗出受邪等。

贴敷穴位

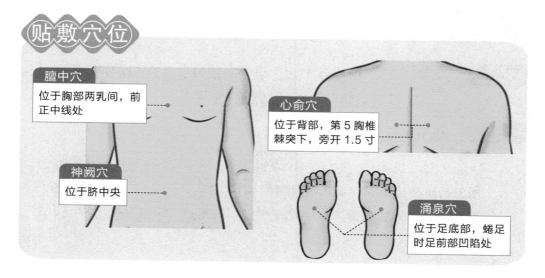

膻中穴
位于胸部两乳间，前正中线处

心俞穴
位于背部，第 5 胸椎棘突下，旁开 1.5 寸

神阙穴
位于脐中央

涌泉穴
位于足底部，蜷足时足前部凹陷处

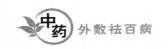

外敷处方

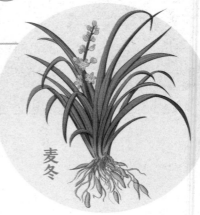

麦冬

方一

处　方　太子参 15 ~ 30 克，五味子 6 克，麦冬、丹参、百合各 15 克，浮小麦、生龙骨、生牡蛎、磁石各 30 克。

适应证　心脏神经官能症（心律失常）。

用　法

　　上药均研为细末，装入瓶中。治疗时取药散 30 克，加入温开水调为糊状，在心俞穴、膻中穴、神阙穴上贴敷。取纱布加以覆盖，用胶布加以固定。每日换药 1 次。心悸情况严重时加生铁落 30 克；心中烦乱且多梦时加三七 30 克，柏子仁 12 克；口干且舌苔稀薄时加石斛 15 克，天花粉 30 克；舌不红且心律较慢时取党参 15 克替换太子参，除去磁石、龙骨、牡蛎，加入淫羊藿 12 克，制用方法与上相同；口干且舌苔稀薄时加入石斛 15 克，天花粉 30 克。

方二

处　方　丹参、三七、檀香各 12 克，莪术、郁金各 9 克，冰片 2 克，桃仁、红花、乳香、没药、王不留行、血竭各 6 克，米醋适量。

适应证　心律失常。

用　法

　　把上药研磨成细末，加入适量米醋调拌为糊膏状，在左侧心俞穴和心前区贴敷均匀，取纱布覆盖，用胶布固定。每周换 1 次，一般用 3 ~ 4 次为 1 个疗程。

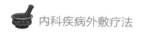

方三

处　方　桃仁、杏仁各 12 克，栀子 3 克，胡椒 7 粒，糯米 14 粒，鸡蛋清适量。

适应证　头晕头胀，心悸乏力，头面烘热，下午为甚者。

用　法

前五味药物共研细末，加入鸡蛋清调为糊状。治疗时取药糊 20 克，在足心涌泉穴贴敷，包扎固定。每晚敷 1 次，双足交替使用。连用 6 ~ 12 日。

健康小贴士

◎ 心悸与多种疾病相关联，所以在治疗时要确定究竟是哪种原因诱发了心悸，这样有助于给出针对性的治疗方案。

◎ 应注意调理精神，保持积极愉悦的心态，避免较大的情绪波动。

◎ 在饮食方面应注意补充营养，但应以清淡为主，不可大吃大喝。

◎ 很多药物可能直接或间接引起心悸，例如，治疗心血管疾病的钙通常阻滞剂尼莫地平、血管扩张剂硝酸甘油、抗胆碱药物阿托品、支气管扩张剂氨茶碱、抗抑郁药物阿米替林等。患者需要咨询医生用药。

◎ 过多摄入咖啡因、酒精等也可能引发心悸，因此患者不宜摄入过多含有类似物质的食物。

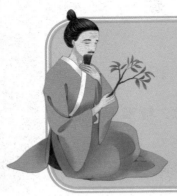

高血压

高血压是指以动脉血压升高为主要临床表现的慢性全身性疾病。

症状表现

高血压的症状表现包括心悸、耳鸣、头痛、头晕、乏力、心烦、肢体麻木、面色潮红等，晚期则可能出现脑、心、肾等重要器官的病变。

病发原因

现代医学中，高血压的病因尚未完全明了。中医将其归入"眩晕""头痛"的范畴，致病因素有饮食不调、情绪波动过大等，这些因素会导致肝阳上亢、痰湿内阻，进一步发展为阳盛阴亏，最后形成高血压。

贴敷穴位

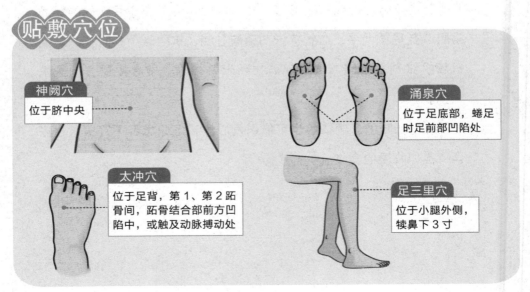

神阙穴
位于脐中央

太冲穴
位于足背，第1、第2跖骨间，跖骨结合部前方凹陷中，或触及动脉搏动处

涌泉穴
位于足底部，蜷足时足前部凹陷处

足三里穴
位于小腿外侧，犊鼻下3寸

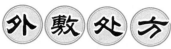

外敷处方

方一

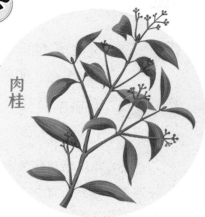

肉桂

▶处　方　肉桂、吴茱萸、磁石各等份，蜂蜜适量。

▶适应证　高血压。

▶用　法

　　将肉桂、吴茱萸、磁石研为细末，治疗时取 5 克药末，加入蜂蜜调匀，在涌泉穴上贴敷，阳亢者在太冲穴上也要贴敷；阴阳不足者则在足三里穴上额外贴敷。每次贴两穴，交替使用，贴后取胶布加以固定。并用艾条悬灸 20 分钟。每日临睡前换药 1 次。

方二

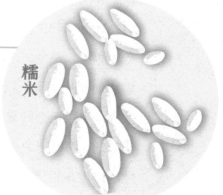

糯米

▶处　方　桃仁、杏仁各 12 克，栀子 3 克，胡椒 7 粒，糯米 14 粒，鸡蛋清适量。

▶适应证　单纯性高血压病。

▶用　法

　　前五味药物共捣烂，加入 1 个鸡蛋清调为糊状，分 3 次用。每晚睡觉之前在足心涌泉穴上贴敷，早晨起床后除去不用。每晚 1 次，每次敷 1 足，两足交替敷贴，6 次为 1 个疗程。3 日测量 1 次血压，敷药处皮肤出现青紫色无妨。

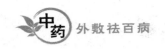

方三

处　方　吴茱萸（胆汁拌制）100 克，龙胆草 60 克，土硫黄 20 克，朱砂 15 克，明矾 30 克，小蓟根汁适量。

适应证　高血压。

用　法

前五味药物共研细末，加入适量小蓟根汁调为糊状。取药糊 10 ~ 15 克，分别在神阙穴、涌泉穴（双侧）上贴敷，取纱布加以覆盖，用胶布固定。隔日换药 1 次。

健康小贴士

◎ 要营造一个身心舒适的生活环境，科学调节情绪，以积极乐观的心态处理生活和工作中的事务，同时可适当参加锻炼。

◎ 关注体重，避免体内脂肪含量过高；适当减少钠盐的摄入，同时合理增加钾盐的摄入。

◎ 避免食用过于辛辣或助热的食物，如咖啡、花椒、芥末、茴香等。

◎ 不吸烟，同时避免被动吸烟，以保护血管内皮，避免动脉粥样硬化。

◎ 控制体重是预防高血压的重要手段，要关注体重指数、腰围、臀围等，超重或肥胖者建议减肥。

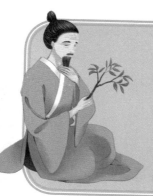

糖尿病

糖尿病是由多种原因引起的以慢性高血糖为特征的代谢紊乱。

症状表现

糖尿病是一种常见的慢性疾病，如今人们的生活水平逐渐提高，人口老龄化和肥胖率在逐年上升，该疾病的发病率也逐年上升。糖尿病的主要特征是高血糖，常见症状包括多尿、多饮、多食和消瘦，也被称为"三多一少"症状。

病发原因

现代医学认为，糖尿病的发病原因是不同程度的胰岛素分泌缺陷和胰岛素抵抗。中医学将本病归类为"消渴"，其发病原因主要包括先天禀赋不足、饮食不当、情绪不稳和过度劳累等。

贴敷穴位

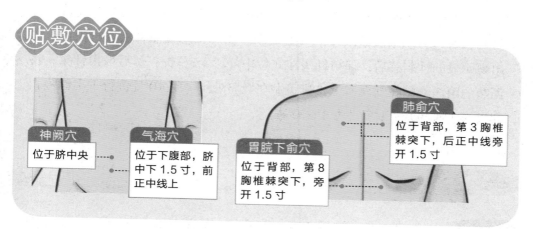

神阙穴
位于脐中央

气海穴
位于下腹部，脐中下 1.5 寸，前正中线上

胃脘下俞穴
位于背部，第 8 胸椎棘突下，旁开 1.5 寸

肺俞穴
位于背部，第 3 胸椎棘突下，后正中线旁开 1.5 寸

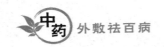

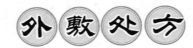

方一

▶处　方　麦冬、生地黄、葛根、知母、黄芩、藕汁各适量。

▶适应证　消渴病之上消。

▶用　法

　　将前五味药物研成细末，加入藕汁拌匀，敷于肺俞穴、胃脘下俞穴、神阙穴上，每日1次，10次为1个疗程。

方二

▶处　方　阿魏、海龙、海马、人参、鹿茸、珍珠、郁金、沉香、乳香、没药、冰片、黄芪各少许。

人参

▶适应证　糖尿病。

▶用　法

　　以上药物按照黑膏药工艺制成消渴药。在治疗的过程中，首先选择气海穴，通过针刺来激活穴位的气血流动，然后采用提插补法进行治疗。当出现明显的针刺感后，保持针头在穴位中停留15分钟，然后取出针头，将温热的消渴膏贴在气海穴上（避免贴在肚脐处）。每10日进行1次针刺，并更换1次药膏，1个月为1个疗程。

方三

▶处　方　生石膏5克，知母2克，生地黄、黄芪各0.6克，怀山药、葛根、

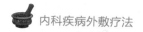

苍术各 0.3 克，炙甘草 1 克，玄参 7 克，天花粉 0.2 克，黄连 0.5 克，粳米少许。

▶适应证　糖尿病。

▶用　法

上药研成末，并将其放在阴凉的地方保存备用。取出 3 ~ 5 克药末，充分混合后敷在脐中，轻轻按压，用敷料覆盖并用胶布固定。注意不要泄气，每隔 5 ~ 7 日更换 1 次药物，6 次为 1 个疗程。

方四

▶处　方　鲜苎麻根（捣烂）、经霜棕榈子（以陈者佳，研末）各 100 克，路边青 50 克（研末）。

▶适应证　糖尿病。

▶用　法

以上药物混合，加适量温开水调成软膏备用。用时取药膏 5 ~ 10 克，敷于神阙穴上，外面盖上纱布，并用胶布固定好，每日换 1 次药。

健康小贴士

◎ 在保持身体健康的前提下，应当控制油脂和糖类的摄入量。

◎ 饮食应该以适量的米、麦、杂粮为主，搭配蔬菜、豆类、瘦肉和鸡蛋等食物，定时定量地进食。

◎ 保持情绪稳定，保持有规律的生活作息。

◎ 戒烟戒酒，同时避免饮浓茶和咖啡。

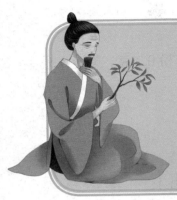

肺　炎

肺炎是一种炎症性疾病，主要影响终末气道、肺泡和肺间质。

症状表现

　　肺炎是一种常见的呼吸道疾病，可分为大叶性肺炎、支气管肺炎和病毒性肺炎。不同的病原体会导致不同的临床症状、体征和影像表现，但它们都有一些共同的特点，包括发热、咳嗽和肺部出现浸润性阴影等。

病发原因

　　肺炎由多种病原微生物、放射线和吸入异物等因素引发。中医学认为，肺炎属于"风温"病范畴，其因肺卫不固，风热从口鼻侵袭肺部，进而导致肺部热气郁结，形成痰液。

贴敷穴位

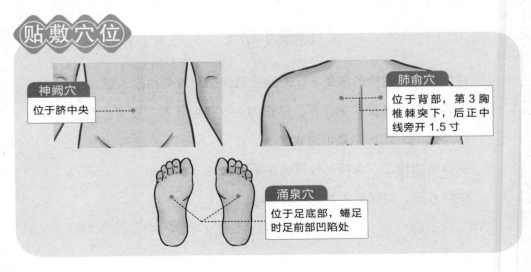

神阙穴
位于脐中央

肺俞穴
位于背部，第3胸椎棘突下，后正中线旁开1.5寸

涌泉穴
位于足底部，蜷足时足前部凹陷处

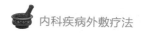

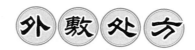

> **方一**

处　方　白芥子3克，白面、开水、植物油各适量。

适应证　肺炎。

> **用　法**

　　将白芥子炒至金黄色，炒出香味后，研磨成粉末，与白面混合，用开水调成糊状。将此糊敷在双侧肺俞穴、阿是穴（即胸前和背后啰音最明显部位）上。在敷药前，先用热水将局部清洗干净，然后盖上1～2层经过植物油浸泡的纱布，再敷上药物。等局部发红或有灼烧感时，将纱布去掉（通常需要敷2小时以上）。每日进行1～2次，连续3～5日为1个疗程。

> **方二**

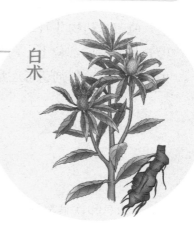

白术

处　方　党参、白术、茯苓、甘草、生地黄、白芍、当归、川芎、黄连、瓜蒌、半夏、沉香、苏子、鱼腥草各等份，麻油、温水或低度白酒各适量。

适应证　肺虚痰热型肺炎。

> **用　法**

　　将前十四味药物用麻油熬干，然后一同研磨成细末，用温水或低度白酒调成膏状。取适量药膏涂抹在肚脐处，然后用纱布覆盖并用胶布固定好。每日更换1次药膏。

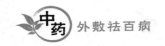

方三

▶处　方　牵牛子 15 克，明矾 30 克，面粉少许，醋适量。

▶适应证　肺炎、支气管炎。

▶用　法

将前两味药物研成末，加入面粉、醋搅成膏状，敷于双侧涌泉穴上。

方四

▶处　方　紫苏子 30 克，雄黄 9 克，细辛、没药各 15 克，醋适量。

▶适应证　痰鸣日久、迁延不愈的各种类型肺炎。

▶用　法

前四味药物共研细末，用醋调和成膏状。用时取适量药膏，敷在胸部啰音最明显的部位上。药物干燥之后，取下加醋调湿后继续敷，保证药物的湿润状态。每剂药可连敷 2 ~ 3 次。

健康小贴士

◎ 休息和饮食都需要特别注意。应以清淡、富含营养、易消化的食物为主。

◎ 对于反复发生肺炎的患者，除了注意休息外，还需要注意加强锻炼，提高免疫力。

◎ 在天气变化时，保暖是非常重要的，要避免着凉，注意增加衣物和被子，以减少肺炎的发生。

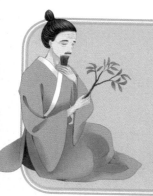

胆囊炎

胆囊炎是细菌感染或化学性刺激引起的胆囊炎性病变，常与胆结石同时存在。

症状表现

胆囊炎可分为急性和慢性两种类型，急性胆囊炎常突然发作，患者会出现右上腹痛、发热等症状，而慢性胆囊炎则会导致长期的消化不良症状。

病发原因

胆囊炎的主要病因是化学刺激，包括细菌感染、胆汁高度浓缩或胰液反流入胆囊。中医学将胆囊炎归类为"胁痛""痞满"，通常是由于情绪不稳定、过量饮酒、饮食不规律、摄入过多油腻食物导致肝气郁结，脾功能失调，胃功能失衡，胆囊排泄功能受损而发病。

贴敷穴位

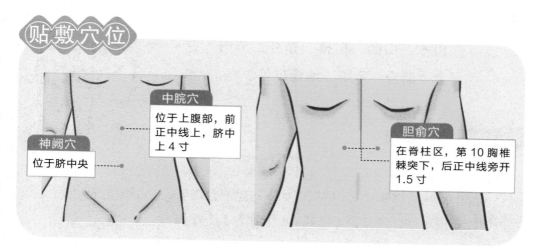

神阙穴
位于脐中央

中脘穴
位于上腹部，前正中线上，脐中上4寸

胆俞穴
在脊柱区，第10胸椎棘突下，后正中线旁开1.5寸

外敷处方

方一

处　方　金钱草 380 克，鹅不食草、海金沙、茵陈、赤芍各 30 克，鱼脑石 20 克，鸡内金 45 克，珍珠母 90 克，石苇 36 克，虎杖 50 克，延胡索 18 克，白芥子 6 克，姜黄、郁金各 18 克，王不留行 60 克，麻油、黄丹各适量。

适应证　直径在 2 厘米以下及泥沙样胆囊结石、胆囊炎、胆管炎所致的右胁胀痛等症。

用　法

前十五味药物用麻油熬制，然后用黄丹收成膏状，备用。在使用时，将膏药加热后贴在胆俞穴、胆区、阿是穴和神阙穴处。每隔 2 天更换 1 次，12 次为 1 个疗程。可以间歇 6 日，以便身体得到休息。

方二

处　方　柴胡、郁金、白芍、大黄、虎杖、白术、山药、槟榔、厚朴、鸡内金、麝香、龟甲、地骨皮各 3 克，白醋适量。

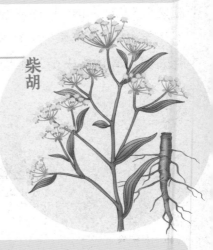
柴胡

适应证　慢性胆囊炎。

用　法

前十三味药物研成末，使用时加入白醋混合均匀，然后敷于神阙穴上，再用胶布固定好，每日换 1 次药，1 个月为 1 个疗程。

方三

处　方　白芷 10 克，花椒 15 克，苦楝子 50 克，葱白、韭菜蔸各 20 个，白醋 50 毫升。

适应证　胆囊炎、胆绞痛。

用　法

先将白芷和花椒研磨成粉末，接着将苦楝子、葱白和韭菜蔸捣碎成泥状。然后将以上药物与白醋充分混合，调成糊状，制成解痉止痛膏。使用时，将膏药敷贴于中脘穴周围，然后用透明薄膜包裹，再用胶布固定，最后用腹带加固。每 24 小时更换 1 次，连续使用 2 ～ 4 次。

方四

处　方　大黄、蒲黄、大贝母各 20 克，吴茱萸 10 克，冰片 5 克。

适应证　胆囊炎疼痛不止，脘腹胀满。

用　法

以上药物共研细末，装瓶密封备用。用时取适量药散，用水调成糊膏状，敷在胆囊区疼痛的地方，外面用敷料覆盖，并用胶布固定好。每日换 1 次药，连用 3 ～ 5 日。

健康小贴士

◎ 注意保持饮食卫生，以防止胆道寄生虫病的发生，并积极治疗肠道蛔虫症。

◎ 保持有规律的生活作息和正常的排便习惯。

◎ 经常保持左侧卧位有助于胆汁的排泄。

◎ 宜选择低脂肪饮食，可使胆汁分泌减少，使胆囊负担减轻。

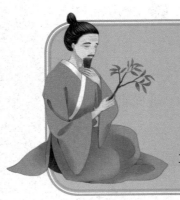

黄 疸

黄疸是以面目、身肤熏黄，小溲黄赤为特征的疾病。

症状表现

黄疸指的是一种导致眼白和全身出现黄色的疾病。其中，阳黄表现为明亮的黄色，伴有身体发热、口渴、尿液呈黄赤色等症状；阴黄则表现为黄色暗淡，伴有精神疲乏、食欲减少、大便稀溏等症状。

病发原因

黄疸是由于胆红素产生过多，导致肝细胞在摄取、结合或排泄胆红素的过程中出现障碍，进而引起肝内或肝外阻塞，导致血液中胆红素浓度升高。中医认为，黄疸多是由于时气疫毒、湿热、寒湿等邪气入侵，或者饮食不节、过度劳累导致肝、胆、脾、胃功能失调所致。

贴敷穴位

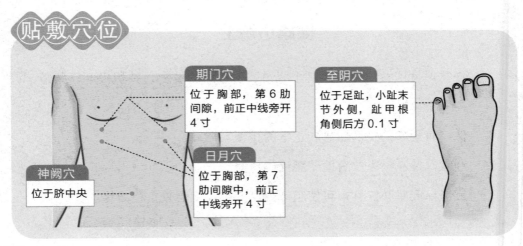

期门穴
位于胸部，第6肋间隙，前正中线旁开4寸

至阴穴
位于足趾，小趾末节外侧，趾甲根角侧后方0.1寸

日月穴
位于胸部，第7肋间隙中，前正中线旁开4寸

神阙穴
位于脐中央

外敷处方

方一

处 方 大黄、芒硝、山栀子各 60 克，金钱草 36 克，冰片 5 克，茵陈 80 克，鸡蛋清或蜂蜜适量。

适应证 黄疸型肝炎（湿热黄疸）。

用 法

上述药物一起研磨成细末并装入瓶中密封保存。取出 30～60 克药粉，用鸡蛋清或蜂蜜调成稀糊状，然后贴敷在肚脐和右上腹部的日月穴、期门穴及周围皮肤上。使用敷料覆盖，并用胶布固定，可以配合热敷。每日更换 1 次药物，10 次为 1 个疗程。

方二

处 方 鲜百部 50 克，糯米饭 1 小碗，米酒、温开水各 100 毫升。

适应证 热重于湿之阳黄。

用 法

先将鲜百部研磨成泥状，然后将糯米饭与温开水、米酒混合均匀。将草药泥敷在脐部，然后将糯米饭覆盖在草药泥上，并用纱布和胶布固定。每天更换 1 次药物，连续 7 日为 1 个疗程。

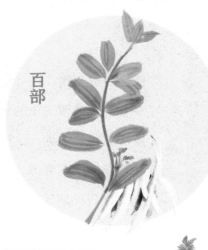

百部

方三

处 方 砂仁 30 克，明矾 16 克，青背鲫鱼 1 条（肠杂全用），白糖 50 克。

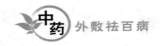

◗适应证 湿热黄疸。

◗用 法

将上述药物一起研磨成泥状,然后将其分成3等份,备用。每次取出1份,将其贴敷在双侧至阴穴和神阙穴上,再用纱布覆盖,最后用胶布固定。每日需要更换1次药物。

方四

◗处 方 黄连、黄芩、黄柏、大黄各20克,青黛10克,蜂蜜、水各适量。
◗适应证 黄疸型肝炎(湿热黄疸)。

◗用 法

前五味药物共研细末,装瓶密封备用。用时取本散10克,用一半水、一半蜂蜜调成糊状,敷在右侧期门穴上,外面用敷料覆盖,并用胶布固定好。每日换1次药,连用2个月。

健康小贴士

◌ 饮食要有节制,不可吃得过饱。而且要以清淡为主,不要摄入过多辛辣油腻或不卫生的食物,避免过量饮酒。

◌ 患者要注意休息,保持心情愉快。

◌ 一旦发现患有黄疸,应立即进行隔离治疗,并对患者使用的食具和用具进行彻底清洁和消毒。

◌ 治疗后,不宜立即停药,应根据病情继续治疗,以防复发。

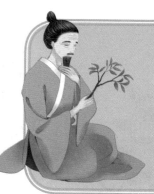

病毒性肝炎

病毒性肝炎是指由各种肝炎病毒引起的，以肝脏损伤为主要表现的全身性疾病。

症状表现

病毒性肝炎具有多方面特点，包括传染性强、传播途径复杂、流行面广泛、发病率较高等。临床表现主要有乏力、食欲减退、恶心呕吐及肝功能损伤等。部分患者还会出现黄疸和发热，隐性感染较常见。

病发原因

现代医学认为，甲、乙、丙、丁、戊型病毒分别引起甲型肝炎、乙型肝炎、丙型肝炎、丁型肝炎、戊型肝炎（除乙型肝炎病毒为 DNA 病毒外，其余均为 RNA 病毒）。中医认为多是由于饮食不洁，感受湿温毒邪，导致肝胆邪伤而引发的。

贴敷穴位

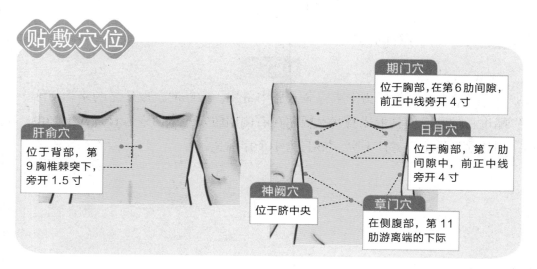

期门穴
位于胸部，在第 6 肋间隙，前正中线旁开 4 寸

肝俞穴
位于背部，第 9 胸椎棘突下，旁开 1.5 寸

日月穴
位于胸部，第 7 肋间隙中，前正中线旁开 4 寸

神阙穴
位于脐中央

章门穴
在侧腹部，第 11 肋游离端的下际

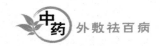

外敷处方

方一

处 方 丹参20克，黄芩、虎杖、茵陈各15克，五味子、大黄各10克，水适量。

适应证 慢性乙肝。

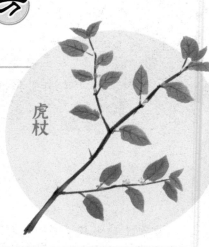

虎杖

用 法

　　将以上药物研为细末，用少量水调匀，铺在麝香止痛膏上，形成一个8厘米×8厘米的区域。交替将药敷在患者的神阙穴、肝区、肝俞穴上，每2日换药1次，90日为1个疗程。

方二

处 方 柴胡、白术、虎杖各15克，枳壳10克，延胡索、茵陈各30克，绞股蓝20克，陈醋适量。

适应证 急、慢性肝炎。

用 法

　　将前七味药物研为细末，装入瓶中备用。敷贴时，取适量药末，与陈醋进行调和，使其形成膏状，敷贴在右侧期门穴、章门穴、日月穴上，再用热水袋按压。每日1次，30日为1个疗程。

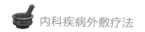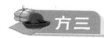

方三

处　方　干姜、白芥子、温开水各适量。

适应证　肝炎后阴黄证，其黄疸色黄灰暗不鲜明，不发热，便稀乏力，四肢不温者。

用　法

将干姜、白芥子研为细末，装入瓶中备用。贴敷时，取适量药末，加温开水调成膏状，敷在脐孔上，然后用纱布盖住，用胶布固定好，感觉口中有辣味时，就可以去除。每日1次，10次为1个疗程。

健康小贴士

◎ 平时应多休息，养成良好的作息习惯，避免熬夜。

◎ 饮食方面需要引起重视，肝炎患者必须忌酒以及含酒精的饮料。同时，也要避免辛辣、油炸等刺激性食物。饮食应以清淡、易消化的半流质食物为主，摄入富含高蛋白、高维生素的食物，有助于肝细胞修复和肝功能的恢复。

◎ 病毒性肝炎感染性强，患者的病毒处于复制活跃期时，家属及陪护人员都要提高警惕，不要与患者共用毛巾、剃须刀等，避免感染。

◎ 适度运动可以提高患者的抵抗力，但运动强度不宜过大，时间也不宜过长。

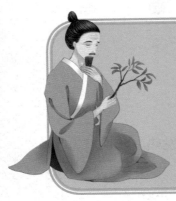

肝硬化

肝硬化是由一种或多种病因长期反复作用引起的慢性、进行性、弥漫性肝病。

症状表现

肝硬化临床表现主要有肝功能损害和门静脉高压。肝硬化会导致多个系统病变，早期通常没有症状，中晚期症状包括乏力、食欲减退、腹胀、腹痛、腹泻、恶心、营养不良，晚期可能还会出现发热、黄疸、门静脉高压症、脾功能亢进、腹水、上消化道出血等，并经常出现严重的并发症，如上消化道出血、肝性脑病等。

病发原因

各种肝炎得不到及时治疗或治疗不彻底，或者自身抵抗力差，均有可能演变成肝硬化。中医认为，肝硬化的形成主要是由肝、脾的功能失调及气滞血瘀、水液内停3种重要病理变化引起的。

贴敷穴位

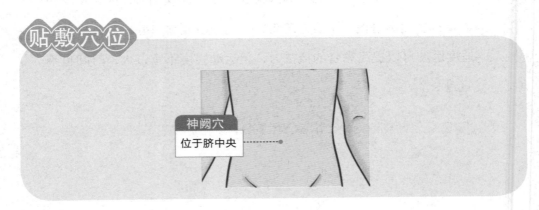

神阙穴
位于脐中央

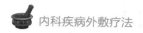

外敷处方

方一

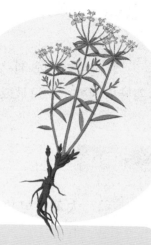

甘遂

处　方　甘遂 3 克（如缺可用商陆代替），连头葱白 5 茎，醋适量。

适应证　肝硬化腹水。

用　法

　　将甘遂（或商陆）和连头葱白捣烂成泥状备用。先用醋涂擦肚脐，以免感染和刺激皮肤。接下来，将适量药饼敷在肚脐上，并用纱布盖住，固定即可。每日换药 1 ~ 2 次，病情缓解后停止使用。如果感到寒冷，可以加少许肉桂粉。

方二

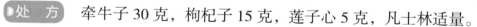

处　方　牵牛子 30 克，枸杞子 15 克，莲子心 5 克，凡士林适量。

适应证　肝硬化腹水。

用　法

　　将前三味药物压成粉，每次取 2 克药粉，加入适量凡士林，制成药丸，然后放在肚脐上，再用塑料薄膜和纱布盖住，周边用胶布固定。每日换 1 次药，敷药 1 周后可改成白天贴药，晚上去掉，或者采用敷 2 日停 3 日的间歇敷药法。

方三

处　方　阿魏、硼砂各 50 克，白酒适量。

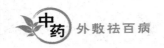

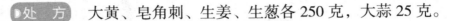

适应证 肝硬化。

用 法

将阿魏和硼砂两药研为细末，用白酒调匀，敷在肚脐上。尿量增多就意味着起效了。每日或隔日敷 1 次。

方四

处 方 大黄、皂角刺、生姜、生葱各 250 克，大蒜 25 克。
适应证 肝脾大。

用 法

将前二味药物研末，加上后三味药物一同捣烂，加水煎取药汁，去药渣，再熬成膏（至黑色为度）备用。用时先针灸患处，取适量药膏摊在白布上，贴在患处，用胶布固定好。每日换 1 次药。

健康小贴士

◎ 饮食宜清淡，以易消化的半流质饮食为主，避免辛辣、油炸等刺激性食物。同时也要避免食用动物肝脏、海鲜等食物，以免加重病情。

◎ 需定期去医院检查身体情况，并根据检查的结果，调整治疗措施。

◎ 应适度运动，如散步、慢跑等，但切勿进行高强度体育锻炼。

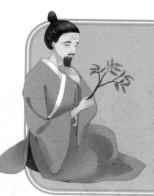

腹　痛

腹痛是临床常见的症状之一，是发生在胃脘以下、耻骨以上范围内的疼痛。

症状表现

现代医学将腹痛分为急性腹痛与慢性腹痛两类。急性腹痛主要症状为胃脘以下、耻骨毛际以上部位疼痛，发作快，痛势剧烈，并伴有腹胀肠鸣、大便稀薄、四肢欠温等症。慢性腹痛主要症状为胃脘以下、耻骨毛际以上部位疼痛，特点是病程较长，腹痛缠绵，同时还伴有大便溏薄、精神疲惫和怕冷的症状。

病发原因

腹痛病因极为复杂，包括炎症、肿瘤、出血、梗阻、穿孔、创伤等。中医认为引起腹痛的因素包括寒、热、食积、血瘀、湿滞、痰阻、虫积等。

贴敷穴位

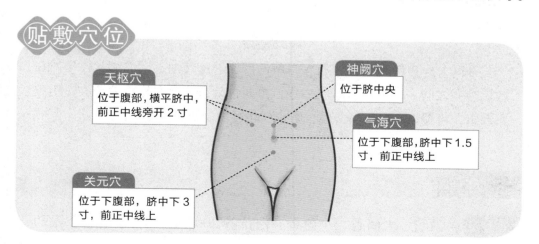

天枢穴
位于腹部，横平脐中，前正中线旁开 2 寸

神阙穴
位于脐中央

气海穴
位于下腹部，脐中下 1.5 寸，前正中线上

关元穴
位于下腹部，脐中下 3 寸，前正中线上

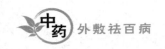

中药 外敷祛百病

外敷处方

方一

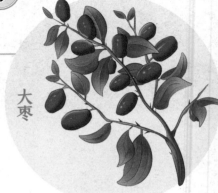
大枣

▶ **处 方**　大枣1枚（去核），枯矾6克，胡椒（按患者年龄，每岁1粒），葱白5寸（连须用，不洗，去掉泥土）。

▶ **适应证**　寒实腹痛。

▶ **用 法**

　　将以上药物混合捣成膏状。治疗时，取一块约五分硬币大小的药膏，贴在神阙、天枢、关元穴上，并用纱布盖好，胶布固定。一般情况下，经过3～4小时即可痊愈。如果没有痊愈次日再敷，1日1次。

方二

▶ **处 方**　大黄、栀子、芒硝各10克，酒精（75％）10毫升，蓖麻油30毫升。

▶ **适应证**　实热腹痛。

▶ **用 法**

　　将以上药物研为细末。加入酒精，再加入蓖麻油，调成糊状，平摊在两层纱布之间，中心处略微厚一些，将四边缝合。贴在疼痛的地方，用胶布固定，再盖上一层塑料薄膜，防止药物渗出。每日1次。

方三

▶ **处 方**　当归、大茴香、小茴香、白芷各200克，肉桂、乳香、没药、

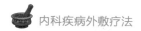

木香、沉香、母丁香各 100 克，麝香 15 克，香油 7500 毫升，黄丹 3200 克。

▌适应证　脐腹冷痛、泄泻久痢等症。

▌用　法

　　将以上药物研为细末，加入香油中熬制，再加入黄丹收成膏。每 500 克膏药基质兑研成的细料粉末 25 克，充分搅拌即可得到制成的膏药。使用时将膏药放在火上加热，溶化开后涂抹在脐部。

方四

▌处　方　樟丹 2.1 克，明矾 2.4 克，胡椒 7 粒，火硝 0.3 克，醋适量。
▌适应证　性交后腹痛。

▌用　法

　　前四味药物共研细末，加醋调成丸状备用。用时患者盘坐，取药丸放入脐中，用手按住药丸，汗出后即可起效。

健康小贴士

◇　如果患者腹部疼痛剧烈并伴有腹壁紧张等症状时，要注意区分是否是急腹症。如果是急腹症，除了接受治疗外，还应严密观察病情变化。对于需要手术治疗的急腹症患者，应及时进行手术治疗。

◇　应注意避免受到寒邪的侵袭，不要暴饮暴食，保持情绪稳定。

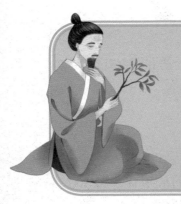

腹　胀

腹胀是一种常见的消化系统症状，指的是脘腹及脘腹以下的整个腹部感到膨胀的症状。

症状表现

腹胀的主要表现为腹部胀满，腹部会变大许多，轻敲时会听见像敲鼓一样的声音，还伴有食欲不振、食少脘闷、恶心嗳气、四肢沉困等症状。腹胀可以是一种主观感受，感觉腹部的一部分或整个腹部都胀满了；也可以是经过客观观察，发现腹部部分或整个腹部都膨胀了。

病发原因

腹胀的主要原因包括胃肠充气（如消化不良、严重便秘、腹膜炎、肠道感染、肠麻痹、胃肠道梗阻、严重缺钾）、腹水症、腹内肿块（如肝脾肿大、卵巢囊肿）等。中医认为，腹部胀满很可能是饮食失节、起居失调、湿阻气滞、脾胃虚弱等原因引起的。

贴敷穴位

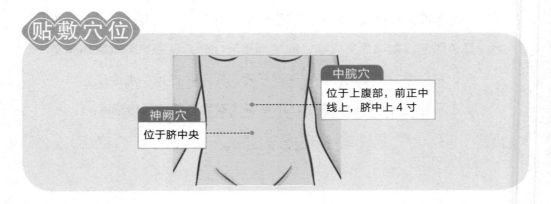

中脘穴
位于上腹部，前正中线上，脐中上4寸

神阙穴
位于脐中央

外敷处方

方一

处 方 鲜橘叶 100 克，小茴香、麸皮各 30 克，食盐 50 克。

适应证 中毒性肺炎，小儿肠炎、小儿中毒型菌痢所致肠麻痹之腹胀。

用 法

将橘叶、小茴香捣成粗末后，加入麸皮、食盐，把它们一起炒热，装入纱布口袋里，敷在脐部 3 ~ 4 小时。

方二

处 方 鲜艾叶、鲜牡荆嫩叶各 50 克，茶油 10 毫升，盐少许（为成人 1 次药量，儿童减量）。

适应证 腹腔手术后腹胀。

用 法

先将鲜艾叶和鲜牡荆嫩叶捣碎，放入铁锅中，加入茶油、盐，用温火炒热，用布包裹成拳头大小。将其敷在肚脐上，并进行固定。等到凉了再炒热，反复几次。

方三

处 方 大蒜适量。

适应证 一切腹胀及结胸胀痛。

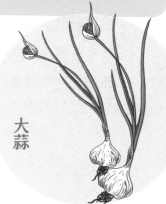

大蒜

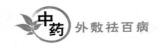

▶用　法

　　将蒜捣烂如泥状备用。取蒜泥 3 克敷在中脘穴上，并用纱布盖上，用胶布固定。1 ~ 3 小时再将其除去。

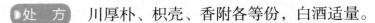
方四

▶处　方　　川厚朴、枳壳、香附各等份，白酒适量。

▶适应证　　气滞腹胀。

▶用　法

　　前三味药物共研细末，装瓶密封备用。用时取药末 20 ~ 30 克，用白酒调成糊状，敷于神阙穴和胀痛处，外面盖上纱布，并用胶布固定好。每日换 1 次药，有效后就可停止。

健康小贴士

◎ 切忌食用不易消化的食物。吃饭要细嚼慢咽，不可狼吞虎咽，也不可经常喝碳酸饮料。

◎ 要努力克服不良情绪。焦躁、忧虑、悲伤、沮丧、抑郁等不良情绪会削弱消化功能，或刺激胃部产生过多的胃酸，从而引发腹胀。

◎ 每天适量运动也是解决腹胀的一个重要手段，运动能帮助消化系统维持正常的功能。

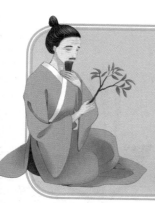

腹 泻

腹泻是一种常见症状，俗称"拉肚子"，是指排便次数增多，粪质溏薄或完谷不化，甚至泻出水样便的病症。

症状表现

腹泻主要以大便稀薄如水样，排便次数增多为特点。一天排便 5～6 次，多者每天可达 10 次以上。一般无里急后重（一种欲便不得但肛门有下坠感的症状），粪便不夹杂脓血，而且发病的时间不受季节限制，四季都可能出现。大便镜检可见少量红细胞、白细胞。

病发原因

导致腹泻的原因有很多，常见的包括肠道运动功能紊乱、肠道感染、食物中毒等。中医将腹泻称为"泄泻"，认为急性腹泻是由感受外邪、饮食不节所致，慢性腹泻则由脾胃虚弱、肾阳虚衰、情志失调所致。

贴敷穴位

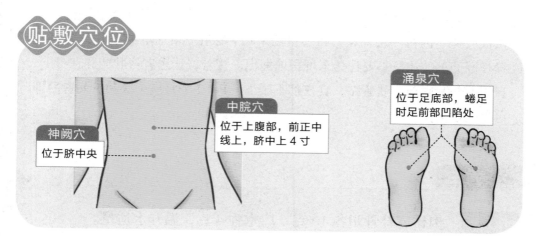

神阙穴
位于脐中央

中脘穴
位于上腹部，前正中线上，脐中上 4 寸

涌泉穴
位于足底部，蜷足时足前部凹陷处

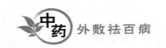

外敷处方

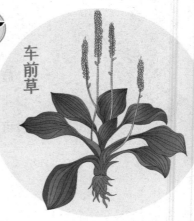

车前草

方一

处 方 车前子、丁香各 1 克，肉桂 2
克。

适应证 小儿腹泻（脾虚型）。

用 法

将以上药物研为细末，搅拌均匀备用。使用时，取 2 克放在脐中，然
后用加热的纸膏药盖贴在上面。每隔 2 日换药 1 次。

方二

处 方 补骨脂、吴茱萸、煨肉蔻、附子、五灵脂、炒蒲黄各 30 克，
五味子、白芍各 20 克，乌药 60 克。

适应证 慢性虚寒性腹泻。

用 法

以上药物一起烘干，共研细末。用时取 1 米布，按照患者腹围的大小
做成肚兜，内衬一层棉花，将适量药末均匀撒在棉花上，接着用线将棉花
缝在肚兜上，注意不要让药末堆积或漏出。接着，让患者将肚兜穿在身上，
让棉花与其腹部皮肤紧贴，日夜都不脱下，1～2 个月换 1 次药。病愈后即
可停止用药。

方三

处 方 肉桂、补骨脂各 10 克，广木香 4 克，温开水适量。

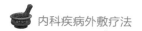

▶**适应证** 脾肾阳虚型腹泻。

▶**用 法**

将肉桂、补骨脂、广木香研磨成细粉，加温开水调成糊状，敷在脐部，并用纱布盖好，用胶布固定，每日换 1 次药，7 日为 1 个疗程。

 方四

▶**处 方** 巴豆仁 2 粒，熟大枣 1 枚。
▶**适应证** 寒湿泻。

▶**用 法**

将巴豆仁去油，大枣去核后共同捣碎并搅拌均匀，用油纱布或纱布包裹，并压成饼状，敷在神阙穴、涌泉穴上。每日 1 次，每次 2 ~ 3 小时，局部发疱后即发挥作用。

健康小贴士

◇ 在发病期间，患者应注意休息，注意饮食卫生，以清淡流质饮食为主，如浓米汤、淡果汁和面汤等，避免食用生冷油腻、刺激性食物以及腐烂变质的食物，也不能喝生水。

◇ 腹泻时，身体会失去大量水分，应及时补充水分，以防脱水。

◇ 应特别注意保暖，尤其是腹部要保暖，以促进胃肠功能恢复。

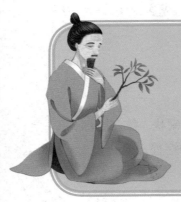

胃 痛

胃痛是临床上常见的一个病症，通常称为胃脘痛，多发生在上腹部。

症状表现

胃痛根据疼痛类型可分为急性疼痛和慢性疼痛。急性胃痛通常发生得非常迅速，仅在数秒或数分钟内，常有痉挛性疼痛、刀割样疼痛、灼痛，还伴有打嗝、恶心、呕吐、腹泻等症状；慢性胃痛会持续数周甚至数年时间，疼痛性质不剧烈，常为钝痛不适，偶尔可能会出现烧灼感。

病发原因

胃痛主要由胃酸逆流到食道引起。除此之外，其他疾病也有可能引发胃痛，如急慢性胃炎，胃、十二指肠溃疡，胆囊炎及胆石症等。中医认为胃痛常见的原因有寒邪客胃、肝气犯胃、饮食伤胃和脾胃虚弱等。

贴敷穴位

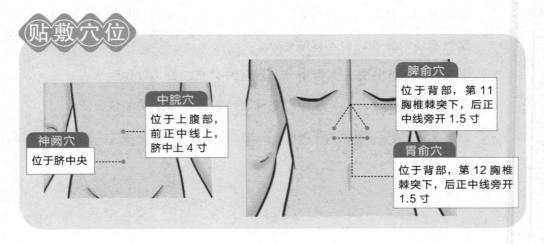

神阙穴
位于脐中央

中脘穴
位于上腹部，前正中线上，脐中上4寸

脾俞穴
位于背部，第11胸椎棘突下，后正中线旁开1.5寸

胃俞穴
位于背部，第12胸椎棘突下，后正中线旁开1.5寸

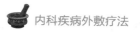

外敷处方

方一

处　方　蜀椒 15 克,干姜、附片、檀香各 10 克,苍术 20 克,生姜汁适量。
适应证　虚寒型胃痛。

用　法

前五味药物共研为细末,用生姜汁调和成糊状备用。取适量药膏敷在中脘穴、脾俞穴、胃俞穴上,并用纱布盖好,用胶布固定。每日换药 1 次。

方二

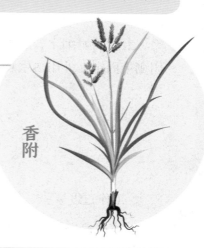

香附

处　方　香附、延胡索、高良姜各 15 克,木香、九香虫各 9 克,干姜 6 克,冰片 1.5 克,黄酒适量。
适应证　寒邪客胃型胃脘痛。

用　法

前七味药物研为细末,装入瓶中备用。取药末 15 克,加入少许黄酒调成糊膏状,敷于神阙穴上,盖上纱布,再用胶布固定。每日换药 1 次,以止痛为准。

方三

处　方　青黛、密陀僧各 30 克,雄黄、轻粉各 15 克,鸡蛋清 2 个。
适应证　胃热型胃脘痛。

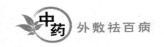

用　法

　　以上药物研为细末,加入鸡蛋清,调匀成糊状备用。使用时,取适量药膏,敷在疼痛的地方,盖上纱布,再用胶布固定。每日换药 1 次。

方四

处　方　荜芨、干姜各 15 克,甘松、山柰、细辛、肉桂、吴茱萸、白芷各 10 克,大茴香 6 克,艾叶 30 克。

适应证　脾胃虚寒型胃脘痛。

用　法

　　上药共研细末,装入布袋备用。用时将药袋置于中脘穴、神阙穴上,用绷带固定,外用热水袋加温,每次敷 1 ~ 2 个小时,每日敷 2 次。

健康小贴士

◎ 工作过度紧张、饮食不规律、暴饮暴食等都可能引发胃痛,所以要养成良好的生活习惯,加强体育锻炼,保持乐观的心态,可以有效防治胃痛。

◎ 应注意休息,治疗期间,忌吃生冷、粗硬、酸辣等刺激性食物,建议以柔软且易消化的面食为主。

◎ 康复后,还应进行调理,改变自己的饮食习惯,吃饭时应细嚼慢咽。

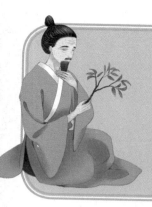

胃下垂

胃下垂是指胃的位置异常，下降至盆腔，所引起的一系列消化系统症状。

症状表现

胃下垂主要临床表现为食欲减退、顽固性腹胀，常于饭后活动时发作，尤其在进食后症状更加明显。多为持续性发作，进食量越大，疼痛时间越长，且疼痛较为严重。患者平卧时症状减轻，站立时胃会有下坠的感觉。

病发原因

先天性胃下垂多出现在身体先天无力的人身上，通常伴有其他脏器的下垂。后天性胃下垂则是由某些原因导致腹壁张力弛缓，腹压下降，使得胃体失去支撑，发生胃下垂。中医中属于"胃缓""中气下陷"范畴，主要由禀赋薄弱，或因病致虚，使脾胃不健、升提失司所致。

贴敷穴位

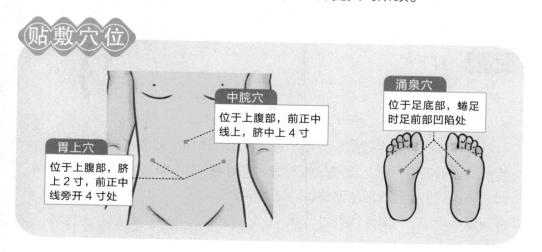

中脘穴
位于上腹部，前正中线上，脐中上 4 寸

涌泉穴
位于足底部，蜷足时足前部凹陷处

胃上穴
位于上腹部，脐上 2 寸，前正中线旁开 4 寸处

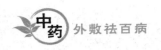
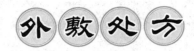

外 敷 处 方

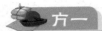
方一

处　方　蓖麻仁 10 克，升麻粉 2 克。

适应证　胃下垂。

用　法

　　将蓖麻仁捣碎成泥状，然后拌入升麻粉，制成一个直径 2 厘米、厚 1 厘米的圆饼备用。接着，将患者百会穴周围（直径 2 厘米）头发剃掉，并将药饼放在此处，用绷带固定。敷药后，患者保持水平仰卧的姿势，放松裤带，用盐水瓶（80℃）放在药饼上烫热，每日 3 次，每次 30 分钟。每块药饼可以连续使用 5 天，休息 1 日后，再换新的药饼。10 日为 1 个疗程。建议饭后 2 小时治疗。

方二

处　方　黄芪、白术、茯苓各 60 克，山楂、党参、陈皮各 30 克，半夏、神曲、炙甘草各 15 克，水、面粉各适量。

适应证　胃下垂。

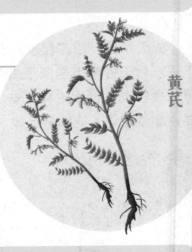
黄芪

用　法

　　前九味药物放入砂锅中，加水进行浸泡，按照中药煎制的方法煎煮，完成后去除药渣只留下煎煮过的药液。将药液与面粉混合在一起，调成糊状，制成一个直径 3 厘米的药饼，分别贴在中脘穴、胃上穴、足三里穴上，并用胶布固定。每日 1 次即可。

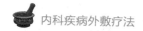

方三

处　方　附子 120 克，五倍子 90 克，大麻子 150 克，细辛 10 克，生姜、黄酒或温水各适量。

适应证　胃下垂。

用　法

　　将前四味药物分别捣烂，混合在一起，研磨均匀，装在瓶中备用。接下来，用生姜（切片）摩擦涌泉穴和百会穴，直到发热为止。再取上药适量，加入黄酒或温水，调成膏状，制成直径 1 ~ 1.5 厘米的药饼，将药饼分别敷在百会穴和涌泉穴上，并使用伤湿止痛膏固定。每 2 日换药 1 次，3 次为 1 个疗程。

健康小贴士

◇ 患者要多吃一些易消化、富含纤维的食物，少吃刺激性强的食物；还要按时吃饭，控制饭量，避免暴饮暴食。

◇ 进行适量的运动对改善胃下垂也有帮助，运动可以增强腹肌力量，从而为胃部提供更好的支撑。比如仰卧起坐、太极拳、游泳等，不过要避免剧烈运动。

◇ 身体过度消瘦的患者，必须注意营养的补充，才能使腹肌有一定的力量支撑住胃部。例如，可以多吃牛奶、鸡蛋、蔬菜等。

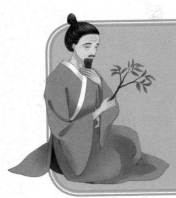

便 秘

便秘是一种常见的病理现象，根据情况的不同，是否用药、用量多少，均有所不同。

症状表现

便秘常见的症状有大便次数明显减少，间隔时间延长，粪质干结，排便困难等。可能还伴有腹胀、腹痛、食欲减退、嗳气反胃等症状。不过需要注意的是，大多数人每天会排便一次，也有些人每隔数天才排便一次，但并没有任何不适感，这种不能称为便秘。

病发原因

便秘有多种原因，如习惯性忽略排便感觉、排便动力异常、饮食中缺少纤维素或肛门附近有疼痛性疾病等。年龄增长、不良的生活习惯、心理压力等也是导致便秘发生的重要原因。中医认为，便秘多与大肠积热，或气滞、寒凝、阴阳气血亏虚等有关。

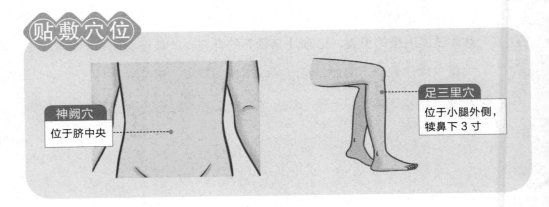

贴敷穴位

神阙穴
位于脐中央

足三里穴
位于小腿外侧，犊鼻下3寸

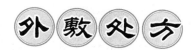

外敷处方

方一

处　方　巴豆、肉桂各 1 克，吴茱萸 3 克。
适应证　下焦虚寒型便秘。

用　法

以上药物研成细末，然后将其炒热，装入布袋中，热敷在神阙穴、足三里穴上。注意热敷时不可温度过高，以免造成皮肤烫伤。每日 1 次。

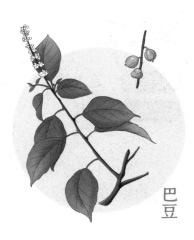

巴豆

方二

处　方　大黄、酒各适量。
适应证　乳食积滞型便秘。

用　法

将大黄研为细末备用。使用时，取药末 10 克，加入适量酒，调成软膏状，敷于脐部，用纱布盖住，再用胶布固定。接着用热水袋在药膏上热敷 10 分钟。每日换药 1 次。

方三

处　方　葱白适量。
适应证　气机郁滞型便秘。

葱

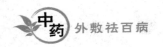

▶用　法

将葱白捣碎成饼状，敷在神阙穴上，盖上一块厚布，用一个容器装沸水，隔着布熨烫腹部，每日 1 ~ 2 次，每次 30 分钟。

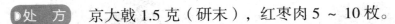
方四

▶处　方　京大戟 1.5 克（研末），红枣肉 5 ~ 10 枚。

▶适应证　便秘。

▶用　法

将以上药物捣成膏状备用。用时取药膏贴敷在肚脐上，外面盖上纱布，并用胶布固定好。

健康小贴士

◎ 平时要养成定时排便的习惯，每天清晨排便一次，即使没有便意，也要等上几分钟，以形成条件反射，建立良好的排便规律。

◎ 合理的饮食可以缓解和预防便秘。便秘患者应该多吃一些含有粗纤维的粮食和蔬菜，如玉米、西蓝花、萝卜等。还可以食用一些具有润肠通便作用的食物，如黑芝麻、蜂蜜、香蕉等。此外，每天至少要喝 1500 毫升的水，特别是在早晨起床后要喝一杯温开水。

◎ 多运动可以帮助增加肠道肌肉的活动，对于卧床、运动量少的老年患者益处更大。

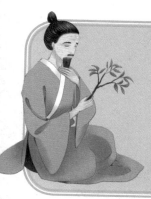

痢 疾

痢疾是一种以腹部疼痛，大便次数增多，便下赤白脓血及里急后重为特征的疾病。

症状表现

痢疾的症状表现有腹痛、腹泻、里急后重、排脓血便等。痢疾一年四季均可发生，但以夏、秋季发病率高，主要集中在发展中国家，尤其在医疗条件差且水源不安全的地方多发，婴儿发病率较高。

病发原因

痢疾是由痢疾杆菌、溶组织内阿米巴（痢疾内变形虫）引起的一种肠道传染病，可分为细菌性痢疾和阿米巴痢疾两类，其中前者更为常见。不良的饮食习惯、免疫力低下、生活环境卫生条件差等因素都会增加患痢疾的风险。中医认为，湿热疫毒、饮食所伤、七情内伤是导致痢疾发病的常见原因。

贴敷穴位

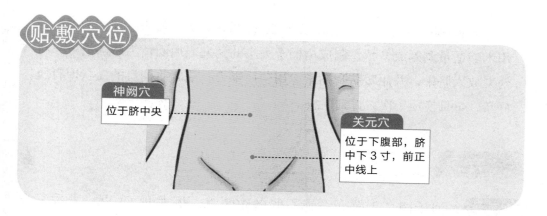

神阙穴
位于脐中央

关元穴
位于下腹部，脐中下 3 寸，前正中线上

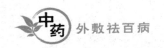
外敷处方

方一

处方 白术、厚朴、陈皮、甘草各32克，木香、槟榔各15克，桃仁、黄连、茯苓、党参、当归、生姜、发团各15克，牛胶、黄丹各适量。

适应证 血痢。

用法

前十三味药物与牛胶一同煎制，加入黄丹收成膏，用时贴在肚脐上。实证者加大黄。

方二

处方 公丁香、母丁香各3粒，番木鳖2个，人工麝香0.3克，米醋、酒精（75%）各适量。

适应证 痢疾日久，不时发作。

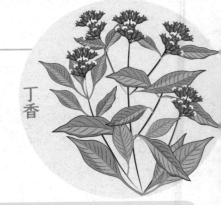

丁香

用法

将前三味药物混合在一起，研为细末，再加入人工麝香一同研为细末，用米醋适量调制成膏状，制成梧桐子大小的药丸。用酒精为脐部消毒，将药丸放入脐中，并用暖脐膏贴紧。用药后半天，放屁后痢疾的症状即有所好转，每日换药1次，直到痊愈。

方三

处方 诃子肉、干粟壳、赤石脂各128克，煅龙骨64克，乳香、没

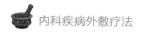

药各 15 克，麻油、黄丹各适量。

▶适应证 泻痢。

▶用 法

将前六味药物研为粗末，用麻油熬制，去药渣，加入黄丹熬成膏。用时取适量药膏，制作成小饼状，贴在关元穴上，并盖上纱布，再用胶布固定。每日换 1 次药。

 方四

▶处 方 大黄 30 克，川黄连、广木香各 10 克，醋适量。

▶适应证 湿热痢。

▶用 法

前三味药物共研细末，用醋调成膏状，备用。用时取药膏 5 ～ 10 克，敷在神阙穴上，盖上纱布，并用胶布固定好。每日换 1 次药。

健康小贴士

◎ 平时应注意卫生，做到饭前便后洗手，不饮生水，避免摄入不干净的食物，也要避免辛辣刺激性食物，这样可防止肠胃受到刺激，可减轻病情。

◎ 注意休息，避免过度劳累，以免降低身体免疫力。还要保持稳定乐观的情绪，这样能够舒缓心理压力，有利于病情康复。

◎ 平时要保持腹部温暖，避免腹部受凉，这样可以避免胃肠道受到刺激，有利于疾病康复。

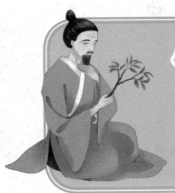

慢性疲劳综合征

慢性疲劳综合征是以持续或反复发作的疲劳，伴有多种神经和精神症状为主要表现的全身性综合征。

症状表现

慢性疲劳综合征是近年来医学界提出的一种新概念。该病的主要症状是持续或反复出现原因不明的严重疲劳，持续时间至少 6 个月，即使充分休息后，疲劳仍无法缓解。此外，该疾病还会带来一些次要症状，如注意力难以集中、记忆力减退、咽喉炎、睡眠障碍以及劳累后的持续不适等。

病发原因

目前尚不清楚慢性疲劳综合征的发病原因，推测是多种因素影响的，如不良的生活习惯、精神压力、大脑和身体过度劳累及病毒感染等，都可能导致内分泌、免疫等多个系统的功能调节失常而出现一系列症状。

贴敷穴位

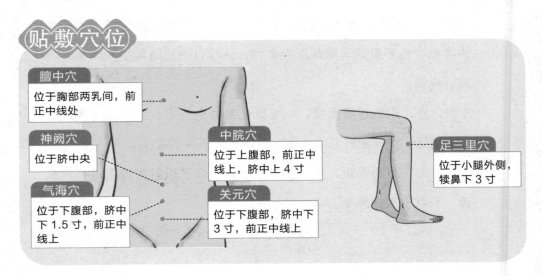

膻中穴
位于胸部两乳间，前正中线处

神阙穴
位于脐中央

气海穴
位于下腹部，脐中下 1.5 寸，前正中线上

中脘穴
位于上腹部，前正中线上，脐中上 4 寸

关元穴
位于下腹部，脐中下 3 寸，前正中线上

足三里穴
位于小腿外侧，犊鼻下 3 寸

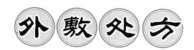

外敷处方

方一

处 方 黄芪、熟地黄、沙参各 60 克，当归、陈皮各 15 克，炙甘草、五味子各 10 克，绿豆 150 克。

适应证 慢性疲劳综合征。

用 法

　　将前七味药物放入砂锅中，加水浸泡煎煮，去除杂质，保留药液。取适量绿豆，磨成粉，二者调和成糊状，趁热做成直径 3 厘米的药饼，分别贴在膻中穴、神阙穴、气海穴、关元穴、脾俞穴上。注意热敷时不要太热，以免烫伤皮肤。每日 1 次。

方二

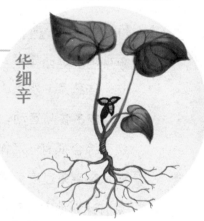

华细辛

处 方 细辛、生杜仲、茯苓、怀牛膝、防风、生白芍、川芎、人参各 45 克，生黄芪 70 克，羌活 24 克，甘草 36 克，香油 7500 毫升，樟丹 2700 克，肉桂面 3 克，麝香 4.5 克。

适应证 身体瘦弱，神经官能症，腰腿酸痛，失眠。

用 法

　　前十一味药物用香油炸枯，去除杂质，过滤干净，再加热煮沸，然后加入樟丹搅匀成膏状。加入肉桂面、麝香，充分搅拌均匀。每大张净油为 24 毫升，每小张净油为 15 毫升。男子使用时贴气海穴，女子使用时贴关元穴，若有腰腿疼痛可直接贴在疼痛部位。

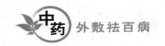

方三

处　方　黄芪、白术、茯苓各 60 克，山楂、党参、陈皮各 30 克，半夏、神曲、炙甘草各 15 克，面粉适量。

适应证　慢性疲劳综合征。

用　法

将前九味药物放入砂锅中，加适量水浸泡，煎煮后去除杂质，保留药液。用时将药液与面粉调和成糊状，制成直径 3 厘米的药饼，分别贴在神阙穴、中脘穴、足三里穴、脾俞穴上，并用胶布固定。每日 1 次。

健康小贴士

◎ 药物治疗并不能完全根治慢性疲劳综合征。要想真正治愈，营养和运动是关键。患者要调节饮食，不可过度饮用咖啡、酒等，可以多吃一些蔬菜、水果、谷类，这些食物能够补充体力，提高免疫力。

◎ 平时应多参与运动，如跑步、踢足球等，增强免疫力，对治疗慢性疲劳综合征有一定作用。

◎ 平时应避免过度劳累和过重的心理压力，应该调整生活习惯，规律且有计划地安排日常生活。

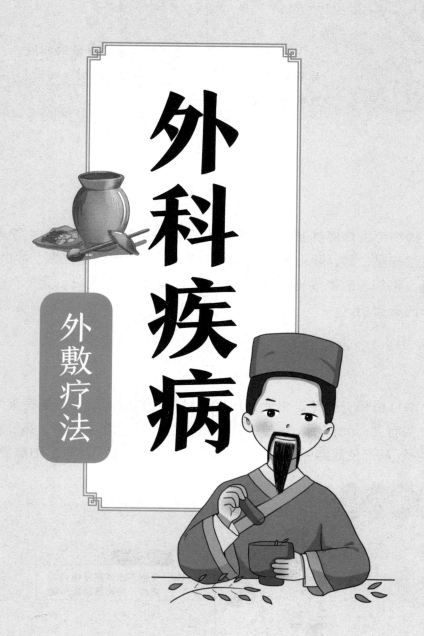

外科疾病

外敷疗法

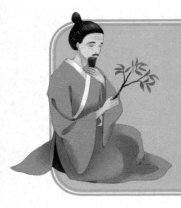

跌打损伤

跌打损伤大多是受到外力因素导致的四肢关节或躯体部的软组织（如肌肉、肌腱、韧带、血管等）损伤。

症状表现

损伤部位疼痛肿胀和关节活动受限是跌打损伤临床上的主要表现，通常发生在腰、踝、膝、肩、腕、肘、髋等部位。损伤部位除了会出现疼痛、肿胀、伤筋、破损或出血等情况，还会引起骨折、脱臼。此外，也包括一部分内脏损伤。

病发原因

跌打损伤一般都是由外力作用引起的。剧烈运动或负重持重时姿势不当，或者突然间摔倒、磕碰、外力撞击等，都可能导致某一部位的皮肉筋脉受损，从而使经络受阻，气血无法顺畅运行，局部会出现瘀血壅滞的情况。

贴敷穴位

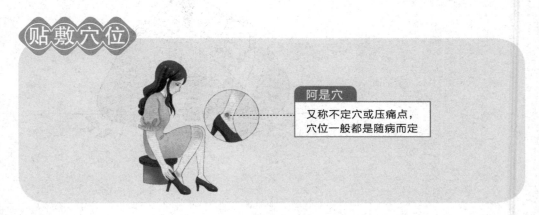

阿是穴
又称不定穴或压痛点，穴位一般都是随病而定

外敷处方

方一

处　方　红花粉、蒲公英粉各 120 克，栀子粉 150 克，樟脑醋 90 克，松节油 360 克，羊毛脂 60 克，甘油、凡士林各 50 克。

适应证　跌打损伤。

用　法

　　首先将羊毛脂、凡士林放在一起加热，直至熔化。然后加入甘油、松节油及樟脑醋搅拌均匀。最后将其他中药粉掺入，继续搅拌直至调匀成膏。使用时，直接将药膏涂在患处，盖上油纸或塑料纸，再用纱布包扎固定。每日换药 1 次。

方二

处　方　生川乌、生栀子、赤芍各 1000 克，生南星、川续断、紫荆皮、白芷、泽兰各 500 克（或诸药各等份），凡士林、蜂蜜各适量。

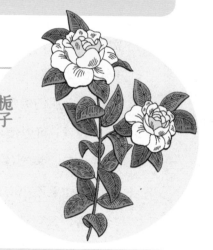

栀子

适应证　跌打损伤。

用　法

　　前八味药物研为细末，过 45 目筛，每 300 克药末加入凡士林 150 克、蜂蜜 500 克，混合搅拌均匀，形成膏状，储存在罐子里备用。使用时，根据损伤部位的大小将膏药涂抹在棉垫（或牛皮纸）上，如果伤口处有皮肤破损，须先用敷料覆盖起来，再敷药膏，以防感染。敷药后用绷带包扎固定。每隔 3 ~ 4 日换药 1 次。

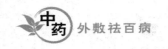

方三

处　方　紫荆树根皮 1000 克，大黄 400 克，红花、儿茶各 100 克，无名异 200 克，蜂蜜适量。

适应证　跌打挤压伤所致皮下瘀血。

用　法

将前五味药物研为细末，用细箩过筛，然后加入适量的蜂蜜，搅拌均匀，制成软膏状备用。使用时，每次取适量药膏外敷患处，用纱布盖上，并用胶布固定。每日或隔日换 1 次药，直到痊愈为止。

健康小贴士

◎ 需要多休息，尽量避免过度活动或者参与剧烈运动，以免影响受伤部位的康复。

◎ 出现跌打损伤的情况后，首先要观察伤口的位置和严重程度。如果伤口较浅，可以使用生理盐水或碘酒进行处理，防止伤口发炎感染。清洗之后，再涂抹药水。

◎ 生活中如果不小心发生扭伤，可以用冰块进行冰敷。冰敷既可以减轻疼痛，又可消肿。

◎ 发生跌打损伤后，可以让受伤部位处于一个比较舒适的状态，如腿部损伤，可以在脚下放置一个柔软枕头，使腿部高于心脏水平位置。

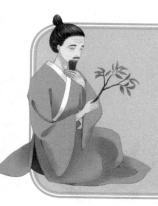

烧 伤

烧伤（包括烫伤）大多是由火焰、热油、沸水、电灼以及强酸强碱导致人体造成的急性损伤。

烧伤通常分为三个等级。Ⅰ度烧伤表现为皮肤发红，会有轻微的疼痛和肿胀，痊愈后不留瘢痕。Ⅱ度烧伤又分为浅Ⅱ度和深Ⅱ度，浅Ⅱ度表现为表皮有破损，出现水疱，痊愈后不留瘢痕；深Ⅱ度表现为表皮不完整，皮肤苍白，有红色斑点，痊愈后会留下瘢痕。Ⅲ度烧伤表现为皮肤发白或烧焦，痊愈后会留下严重的瘢痕和挛缩。

病发原因

烧伤是生活中较为常见的创伤，引起烧伤的因素较多，包括热液（热水、热油、热汤）、火焰、炽热金属（熔化的固体或炽热的固体）、蒸汽和高温气体等，引起肌肤、经络、血脉甚至脏腑等损伤，并产生功能紊乱。

贴敷穴位

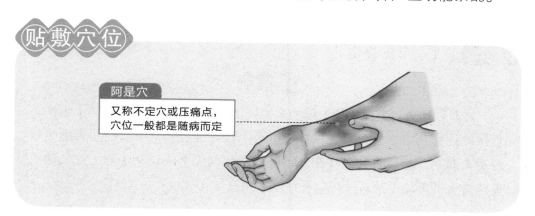

阿是穴

又称不定穴或压痛点，穴位一般都是随病而定

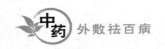

外敷处方

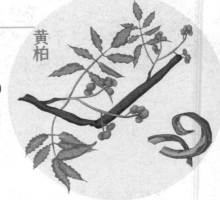
黄柏

方一

处方 白术、黄柏、防己、木瓜、延胡索、郁金、生地榆各30克，白及（切片）60克，冰片3克，煅石膏粉、煅甘石粉各240克，麻油1000毫升。

适应证 烧伤。

用法

将前八味药物加入麻油中熬至颜色变为褐色，过滤掉渣滓，取出净油，然后将油与甘石粉、石膏粉、冰片搅拌均匀，直接涂抹在伤口上。或者过滤净油再熬，等待滴水成珠的时候加入石膏、甘石粉，加热至没有浮油，大约需要2小时；直到得到半固体膏状，然后停火，待温度降低后，再加入冰片搅拌均匀。将药膏薄薄地涂在不吸水的白纸上，敷在患处，这样可以促进焦痂的溶解、分离和脱落。

方二

处方 十滴水、凡士林适量。

适应证 Ⅰ、Ⅱ度烧伤。

用法

先对创面进行常规消毒，对于Ⅰ度烧伤，可以使用消毒棉球蘸十滴水，直接涂抹在伤口上，每日1～3次；对于浅Ⅱ度烧伤，可以使用灭菌敷料浸透十滴水，然后将其敷在伤处，外面再均匀涂上一层凡士林（或其他消炎药膏），再加干敷料进行包扎固定。每日2～4次。

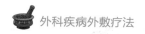

方三

处　方　栀子仁、黄连、白芷各 0.3 克，生地黄 60 克，葱白 10 根，黄蜡 15 克，清麻油 20 毫升。

适应证　烧烫伤。

用　法

　　将前五味药物切碎后，放入油锅中煎炒，直到地黄焦黑为止，然后用绵滤网过滤去杂质使其澄清。接下来，往锅内加入黄蜡，用慢火熬煮，待蜡完全融化后，倒入瓷盒内。每次使用时，用毛笔蘸取药膏涂抹在患处。

健康小贴士

◎　烧烫部位表面如果有污染物，若不能及时清理干净，可能会引发局部感染，可以使用碘伏消毒。如果担心自己处理不好，可以去医院进行处理。

◎　处理轻度烧伤时，可以先用冰冷的自来水或流水反复冲洗或浸洗患处。这样做可以快速地降低局部温度，防止病情进一步加重，还具有止痛和清洁的效果。

◎　为了降低家庭烧伤的概率，在做饭时要做到时刻有人看守，不抱着孩子或穿着宽松的衣服做饭，也不要让儿童靠近炊具和暖气等热源，可能导致烧伤的液体等要放在孩子够不到的地方。

◎　家中要有相对完善的消防设施，不要躺在床上抽烟。

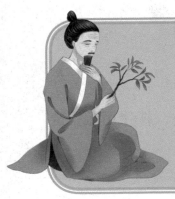

冻 伤

冻伤是由于寒冷、低温环境引起的人体全身或局部损伤。

症状表现

冻伤多见于寒冷地区，各年龄阶段的人都可发生冻伤，尤其是在户外工作的人更容易患冻伤。冻伤通常发生于末梢血液循环较差的部位和暴露部位，四肢末端冻伤最为常见，其次为耳、面部。患部皮肤苍白、冰冷，并且感到疼痛和麻木，复温后局部表现和烧伤相似，但是局部肿胀并不明显。

病发原因

当身体较长时间暴露在低温和潮湿的环境下，血管会发生痉挛，导致血流减少，细胞受到损伤。特别是远离心脏或者血液循环相对较差的地方，比如手指、脚趾等，更容易受到损伤。中医将本病归入"冻疮""冻风"等病的范畴，主要是寒风侵袭人体经络，使得气血凝滞而导致的。

贴敷穴位

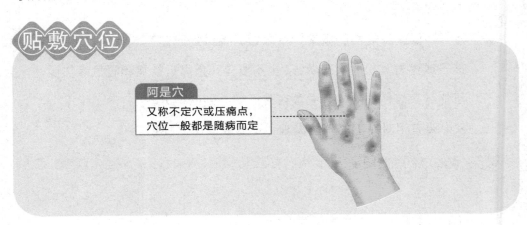

阿是穴
又称不定穴或压痛点，穴位一般都是随病而定

外敷处方

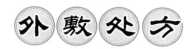

方一

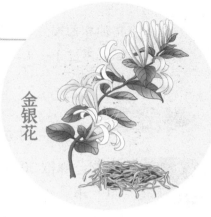

金银花

▶**处　方**　生地榆、金银花、紫花地丁各30克，芫花、生甘草、五倍子各15克，茄秸一束。

▶**适应证**　冻伤已破溃者。

▶**用　法**

将以上药物煎成汤，趁热浸泡患处，1日2次。

方二

▶**处　方**　干茄梗茎100克，芫花、生姜、当归、川椒各15克，冰片5克，75%酒精100毫升。

▶**适应证**　冻疮红肿未破者。

▶**用　法**

将前六味药物放在酒精中浸泡1周，然后用纱布过滤，取药液装入瓶中备用。使用时，先将患处清洗干净并擦干，用药棉蘸药液涂擦局部。每日4～5次，一般5～7日就能痊愈。

方三

▶**处　方**　樟脑9克，铜绿3克，猪油适量。

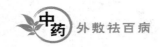

▶ 适应证　冻疮。

▶ 用　法

先将猪油和药捣烂，然后用油纸将药夹在中间，贴在患处。过 1 ~ 2 日翻转再贴，再过 3 ~ 4 日更换 1 次。

方四

▶ 处　方　青紫色辣椒 50 克，苯酚 2 克，甘油 50 毫升。

▶ 适应证　早、中、晚期及未破溃之冻疮。

▶ 用　法

辣椒去蒂，放入水中煮半小时，过滤后收集 50 毫升药液，加入苯酚、甘油拌匀备用。用时先用温水清洗患处，取一块纱布，浸入药液中，取出后贴敷在患处，每日 1 ~ 2 次。

健康小贴士

◎ 生活在寒冷地区的人们，要特别注意防寒和防潮。衣服要保暖且不透风，尽量减少裸露在低温中的时间，可以适当涂抹油脂来保护外露部位。同时要保持衣物、鞋袜干燥，如果沾湿，务必及时更换。

◎ 出门时要注意保暖，保护好手足、耳朵等处，穿戴好大衣、手套、帽子、面罩、口罩、耳罩和棉袜等。

◎ 饮食方面，应以清淡易消化的食物为主，少量多餐，摄取足量的高蛋白、高热量、高纤维素和高维生素的食物。

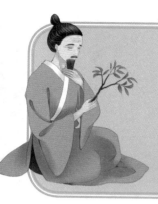

外伤出血

外伤出血指由割伤、刺伤、枪弹伤或钝物而导致的皮肤黏膜血管破裂出血。

症状表现

外伤出血可分为三种：动脉出血、静脉出血和毛细血管出血。动脉出血是指外伤导致动脉破裂，血流随心脏搏动而喷射涌出，颜色鲜红，速度快，失血量多，危害性大；静脉出血是指外伤导致静脉血管破裂，血液缓慢地从伤口流出，呈暗红色；毛细血管出血是指血液从创面或创口向外渗出，出血量少，危险性也较小。前两者若不及时止血，会危及生命。

病发原因

外伤性出血主要是创伤或外伤直接对血管和组织造成损害。当身体遭受外力的影响时，比如摔倒、撞击或割伤，血管可能会遭到破裂或撕裂，导致血液不断流出。这时，破裂的血管周围会聚集大量的红细胞和血小板，形成血栓，试图修复损伤的血管。

贴敷穴位

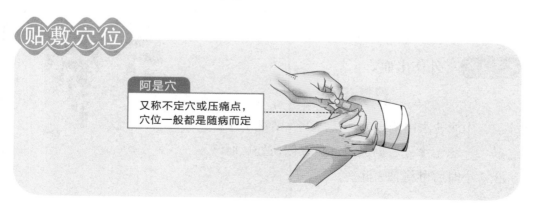

阿是穴
又称不定穴或压痛点，穴位一般都是随病而定

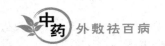

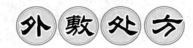

外敷处方

方一

▶处　方　毛冬青叶适量，冰片少许。

▶适应证　外伤出血。

▶用　法

先将毛冬青叶晒干，研磨成粉末，添加少许的冰片，外敷伤口。

方二

▶处　方　降香 6 克，五倍子、血竭各 12 克，红花 10 克。

▶适应证　外伤出血。

▶用　法

以上药物研为细末，直接贴敷在患处。

方三

▶处　方　鲜马兰（或鲜凤尾草、鲜槐花、鲜何首乌、鲜旱莲草，任选一种）不拘量，淡盐水适量。

▶适应证　外伤出血。

▶用　法

用淡盐水由内至外清洗患处，清洗干净鲜马兰，晾干水分后捣成泥，敷在创伤处。血停止 2 小时后可将其去除。

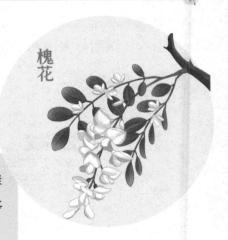

槐花

方四

处　方　人参、三七、白蜡、乳香、降香、血竭、五倍子、牡蛎各等份。

适应证　外伤出血。

用　法

以上药物研为细末，外敷在患处。

方五

处　方　明矾、五倍子、血竭、白芨各等份。

适应证　跌破头皮，或刀伤出血不止；兼治鼻衄、牙衄。

用　法

以上药物共研细末，晒取净末后再研匀至极细，装瓶密封备用。外伤流血时，取适量药末敷上包扎，能立刻止血；如果是鼻出血和牙龈出血，则可以用棉签蘸取药末，也可以撒在患处或敷在患处。

健康小贴士

◎　外伤出血应立即采取止血措施，可以用纱布、绷带等物品直接压迫住伤口，或者抬高伤肢，降低出血量。如果出血很多或者止不住，需尽快就医。

◎　为了避免伤口感染，不要接触伤口，并保持伤口清洁。首先使用肥皂和清水洗净双手，然后用消毒棉球或纱布蘸取适量的碘酒或酒精擦拭伤口周围。如果伤口比较深，应尽早就医。

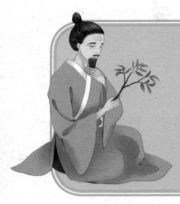

骨 折

骨折是一种常见的骨科疾病，指遭受外力冲击或病理性因素，导致骨结构的完整性或连续性完全或部分断裂。

症状表现

骨折分为外伤性骨折、病理性骨折和应力性骨折。临床表现主要是外伤，局部出现瘀血、肿痛、错位、畸形等症状。严重的多发性骨折可导致休克，危及生命。经过及时适当的处理，大多数患者能够恢复原有的功能，只有少数患者可能会有不同程度的后遗症。

病发原因

引起骨折的病因，主要有以下几个方面：直接暴力，如车祸撞击、重物碰撞等；间接暴力，多发生在离暴力作用较远的部位，是由于暴力通过传导、杠杆或旋转作用导致的；积累劳损，指长距离行走、长期剧烈运动等原因，日积月累后可能发生骨折；骨质疏松症、骨髓炎等疾病也可能会导致某个部位骨折。

贴敷穴位

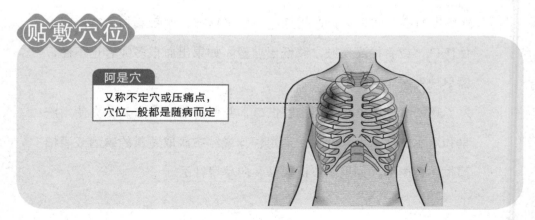

阿是穴

又称不定穴或压痛点，穴位一般都是随病而定

外敷处方

方一

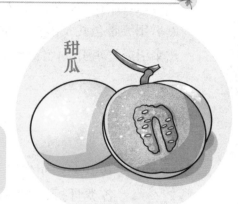
甜瓜

处　方　鲜榆树皮、生菜籽各 30 克，甜瓜子 3 克，香油适量。

适应证　骨折。

用　法

前三味药物捣烂为泥，加入香油再捣一会儿，等药物混合均匀、呈膏状时敷在患处。

方二

处　方　川芎、生草乌、生半夏、生南星各 120 克，麻黄 90 克，蟾蜍、砂仁各 30 克，老松香 1500 克，上好高粱酒适量。

适应证　骨折肿痛。

用　法

先将前八味药物研为细末。使用时，取适量药末，加入高粱酒，搅拌均匀直至形成膏状。将膏药摊在油纸上，根据患处的大小贴敷，然后用绷带包扎固定。

方三

处　方　落得打、土鳖虫各 2000 克，自然铜、生石膏、玄明粉各 2500 克，没药、骨碎补、续断、姜黄、川乌、草乌各 1000 克，蒲公英、生大黄各 1500 克，冰片 250 克，凡士林 300 克，蜂蜜适量。

适应证　骨折肿痛。

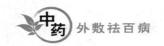

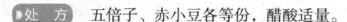用　法

先将前十四味药物研为细末。使用时，取药末 300 克，加入凡士林 300克，再加入适量蜂蜜，搅拌均匀形成软膏。骨折复位后，如果对位对线良好，就将软膏涂在肿胀处，厚 2 ~ 3 厘米，用油纸包扎，适度紧固，不要过紧，然后用绷带包扎，小夹板外固定；对于不稳定性的骨折，必要时可以结合皮牵引或骨牵引，确保断端对位对线良好后再涂软膏。

方四

处　方 五倍子、赤小豆各等份，醋酸适量。

适应证 各类骨折，兼治扭伤。

用　法

前二味药物共研细末，用醋酸调成糊状，敷在局部患处，再用绷带和夹板固定好。每 7 日换 1 次药。

健康小贴士

◎ 骨折患者在恢复期间，避免进食酒类、咖啡和糖类食品，以防止钙和磷的吸收受到干扰。应多吃蔬菜、蛋白质及富含维生素的食物，有助于身体恢复。

◎ 坚持步行可预防骨折。走路是最常见的运动，同时也是减少骨折危险的最佳运动。

◎ 骨折患者在日常生活中需保持患部温暖，避免受凉，还要特别注意避免患处接触生水和碰撞。

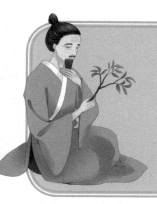

骨质增生

骨质增生又称为骨刺，是一种慢性关节病，主要因关节退行性病变导致关节软骨受损。

症状表现

骨质增生起病缓慢，没有全身症状，通常是多关节发病，也有个别关节发病的情况。受累关节伴有持续性隐痛，活动增加时疼痛会加重，休息后会有所缓解。有时还可能出现急性疼痛，同时伴有关节僵硬的感觉，偶尔还能听到关节内的摩擦音。骨质增生后期会出现关节肿胀、增大及运动受限。

病发原因

随着年龄的增长，身体的关节会逐渐老化，维持关节稳定的结构，如肌肉、韧带都变得松弛，导致关节的稳定性下降，关节之间的力学也发生了变化，最终形成骨刺。另外，外伤、手术或其他明显因素导致的软骨破坏或关节结构改变，也会导致骨质增生。

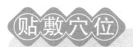

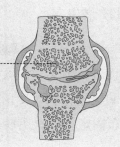

阿是穴
又称不定穴或压痛点，穴位一般都是随病而定

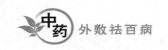

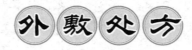

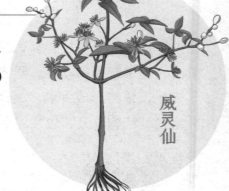

方一

处　方　伸筋草、威灵仙、独活、海桐皮、鸡血藤、骨碎补、海风藤、木瓜、牛膝、杜仲、当归、乳香、没药、羌活各50克，麻油3000毫升，樟丹1300克，血竭50克，酒适量。

适应证　颈椎腰椎骨质增生，椎间盘突出症。

用　法

将前十四味药物放入酒里浸泡7天，取出后放入麻油中炸枯，再熬至滴水成珠，将樟丹慢慢倒入，不断搅拌直至混合成膏状物。再将血竭碾为细末，加入膏中掺匀备用。治疗时，将膏药均匀涂抹在膏布上，贴在增生与突出的部位，6日换药1次，1个月1个疗程，连续用2个疗程。

方二

处　方　威灵仙50克，干姜、生大黄各45克，制草乌25克，香白芷90克，肉桂、制南星、没药各30克，乳香、细辛各15克，麝香3克，凡士林适量。

威灵仙

适应证　腰椎骨质增生症。

用　法

将前十味药物研为细末，加入麝香（也可用冰片代替）混合均匀后，用凡士林调匀，制成糊膏状。使用时，取适量药膏涂抹在患处，盖上塑料布或油纸，用胶布固定。隔日换敷1次，3次为1个疗程。

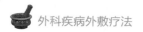

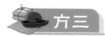 方三

处　方 土鳖虫、威灵仙各 40 克，五灵脂、白芥子、三棱、制草乌各
　　　　 30 克，藁本、海藻、皂角刺、蒲公英、延胡索、防己各 60 克，
　　　　 老葱 100 克，食醋 100 毫升。

适应证 骨质增生。

用　法

　　将前十二味药物装入纱布袋，放入水中煎煮 30 分钟，再加入老葱、食
醋即可使用。使用时，将多层纱布或毛巾用药液浸湿，但不要让药液流失，
然后将其热敷在患处，变凉时换敷，每晚 1 次，每次 40 分钟。每剂药可用
4 日，每次重新煎煮时，都需要添加葱和醋，量同上。

健康小贴士

◎ 骨质增生患者要避免进行过长时间的剧烈运动，减少对关节的压力。
同时也要控制体重，减轻关节的负荷。

◎ 适当进行一些体育锻炼是很有益处的，能够增强肌肉和韧带的灵活
性，有助力对关节的保护。

◎ 关节部位要保暖，避免受寒受潮，这样能够防止关节受到不必要的
刺激。

◎ 在饮食方面，骨质增生患者应摄入高钙食物，如奶类、豆制品、坚
果等。

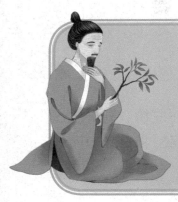

颈椎病

颈椎病是指颈部骨骼、软骨、韧带发生退变，导致周边或相邻的脊髓神经根、血管及软组织受到侵犯，从而出现一系列症状和体征的综合征。

症状表现

颈椎病的临床症状较为复杂，主要分为颈型、神经根型、椎动脉型、交感神经型、脊髓型、其他型等。颈椎病在中、老年人群中是一种常见的疾病，主要表现为颈肩痛、脖子僵硬，并伴有四肢无力、上肢麻木、头晕、恶心等症状。

病发原因

颈椎病主要是长时间使用不正确的姿势导致的。不正确的姿势会使颈椎椎间盘受到的压力增大，长此以往，颈椎椎间盘和椎体结构加速退化，最终导致颈椎病。中医认为，颈椎病是受到外邪、跌倒或损伤，以及经络受到阻碍等所致。

贴敷穴位

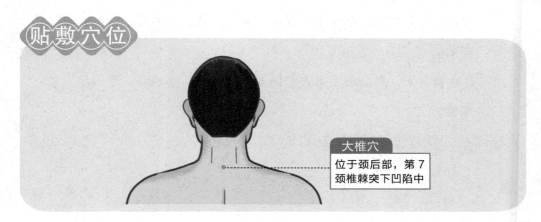

大椎穴
位于颈后部，第 7 颈椎棘突下凹陷中

外敷处方

方一

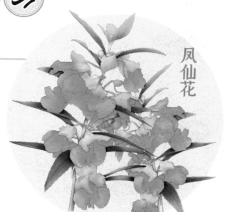

凤仙花

处　方　急性子（凤仙花的干燥成熟种子）50 克，白芷 25 克，三七、冰片各 20 克，制马钱子、川椒各 15 克，草乌、川乌各 10 克，酒精（80%）1000 毫升。

适应证　颈椎病。

用　法

前八味药物加入酒精中进行浸泡。使用时，直接在患处涂抹，再用保鲜膜覆盖。每日涂 1 ~ 2 次，连续使用 7 日，休息 2 ~ 3 日，21 日为 1 个疗程。

方二

处　方　羌活、葛根、川芎各 45 克，蔓荆子 30 克，鹿角霜、细辛、桂枝、白芷、秦艽、全蝎各 25 克，柴胡、防风、高良姜各 20 克，透骨草 10 克，米醋适量。

适应证　颈椎病。

用　法

前十四味药物研为细末，用米醋调成膏状备用。使用时取药膏 2 ~ 4 克，涂抹在纱布上，贴在大椎穴上，并用肌肤宁固定。每次贴 24 小时，隔日换 1 次，8 次 1 个疗程，两个疗程之间休息 10 日。

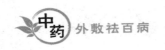

方三

处　方　葛根 20 克，羌活、桂枝、当归、土鳖虫、千年健、川椒、没药、大黄、血竭各 15 克，片姜黄、威灵仙各 30 克，儿茶、乳香各 10 克。

适应证　颈椎综合征。

用　法

　　以上药物装入布袋中，扎紧口，放入少量清水中浸泡 10 分钟，再煎熬 15 分钟左右，取出药袋备用。使用时，将药袋放在颈部（阿是穴），用热水袋保温，每次热敷 1 ~ 2 小时。每天敷 1 ~ 2 次。每袋药可连续使用 3 ~ 5 日后更换 1 次。

健康小贴士

◎　颈椎病患者在日常生活中应多休息，避免长时间低头工作。工作之余可以轻轻按摩颈部肌肉，促进局部血液循环，减轻肌肉痉挛和疼痛的症状。

◎　看手机、看书时，应该把手机或者书拿高一些，保持平视，不要总是低头。

◎　可以适当参加户外运动，如步行、游泳、跑步、太极、八段锦和五禽戏等。

◎　日常生活中，预防颈部受凉，做好保暖工作。

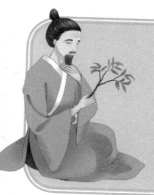

肩周炎

肩关节周围炎简称肩周炎，是肩关节周围组织病变导致的肩关节活动时疼痛及活动障碍的病症。

症状表现

肩周炎症状包括肩部关节僵硬，无法抬高手臂，转动肩部时会感到疼痛，尤其是晚上，疼痛逐渐加重。此外，还会出现肩部僵硬，但并不明显。随着病程的进展，可逐渐演变为全天候的肩痛。

病发原因

随着年龄的增长，肩关节周围软组织逐渐退化，对各种外力的承受能力减弱，就会导致肩周炎。此外，长期过度活动以及姿势不当，会导致肩周软组织产生慢性损伤，也会引起肩周炎。如颈椎病等会引起肩部疼痛，如果得不到及时治疗，也会引发肩周炎。中医认为，肩周炎的病因主要是年长体弱、肝肾功能不足或风寒湿邪侵入身体等所致。

贴敷穴位

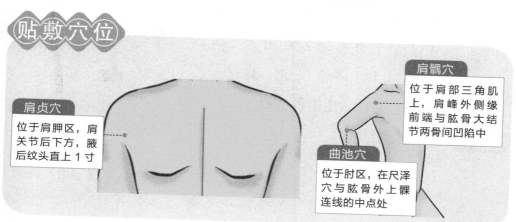

肩髃穴
位于肩部三角肌上，肩峰外侧缘前端与肱骨大结节两骨间凹陷中

肩贞穴
位于肩胛区，肩关节后下方，腋后纹头直上1寸

曲池穴
位于肘区，在尺泽穴与肱骨外上髁连线的中点处

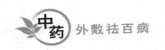
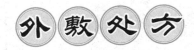

外敷处方

方一

处 方 络石藤 1000 克，全蝎、土鳖虫、独活、肉桂、乌附片各 20 克，桑寄生 200 克，当归 40 克，干姜 10 克，乳香、没药各 30 克，冰片 6 克，桑枝 1 握。

适应证 肩臂疼痛。

用 法

除络石藤、当归、桑枝、冰片外，其余药物混合起来，略微轻炒，加冰片粉碎为细末，筛选取末，再取络石藤、当归、桑枝加水煎煮，取头汁和二汁，去渣熬成浓液，离火，加入诸药末，调和成膏状。用时取 5～8 平方厘米的胶布数块，将药膏摊在中间，分别贴于肩髃、曲池等穴位上。每日换 1 次药。

方二

处 方 天南星、生川乌、生草乌、羌活、苍术、姜黄、生半夏各 20 克，白附子、白芷、乳香、没药各 15 克，红花、细辛各 10 克，白胡椒 30 粒（研碎），醋、蜂蜜、白酒、葱白、生姜各适量。

适应证 风寒型肩周炎。

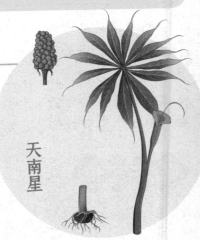

天南星

▶ **用　法**

　　将前十三味药物研为细末,加醋、蜂蜜、白酒和葱白一同捣烂,再加生姜、白胡椒,把它们炒热后装入布袋中，趁热将布袋敷在患处。每次 30 分钟，每日 2 次，5 ~ 7 日为 1 个疗程。

 方三

▶ **处　方**　　白花蛇 2 条，乳香、没药、肉桂各 10 克，冰片 1 克（也可用麝香 0.5 克）。

▶ **适应证**　　肩周炎。

▶ **用　法**

　　先将前四味药物烘烤至黄色，研成细粉，再加入冰片或麝香混合均匀备用。用时取少许药粉撒在患侧肩髃穴、肩贞穴或疼痛处，然后用伤湿止痛膏进行固定。每 3 日更换 1 次，5 次为 1 个疗程。

健康小贴士

◎　患者睡觉的时候要注意肩关节保暖，随气候变化随时增减衣服。

◎　养成规律的作息时间，不熬夜，戒烟戒酒，还要长期坚持适度的体育锻炼。

◎　注意避免长时间保持同一个姿势，以免给肌肉带来较大的负担。建议每隔 1 ~ 2 小时至少改变一次姿势，活动一下身体。

◎　应该多吃富含蛋白质以及铁质的食物，如羊肉、牛肉、鸡肉以及海带、木耳、鱼虾和新鲜的蔬菜水果等，也可以口服维生素片等补充维生素。

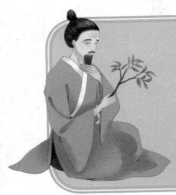

风湿性关节炎

风湿性关节炎是关节炎的一种，是常见的结缔组织炎症，游走性和多发性是其主要特征。

症状表现

风湿性关节炎的临床表现以关节疼痛、僵硬、肿大和活动受限为主，并且伴有红、肿、热的炎症反应，主要发生在大关节，如膝关节、踝关节、肩肘以及手腕等。通常急性炎症症状会持续 2 ~ 4 周后消退，一个关节的症状消退后，另一个关节的症状可能出现，也有可能多个关节同时发病。

病发原因

风湿性关节炎的病因通常是 A 组乙型溶血性链球菌通过呼吸道传播，感染人体。寒冷、潮湿等因素也可诱发本病。中医将风湿性关节炎称为"痹证"，认为风、寒、湿、热等邪气堵塞了局部经脉，或者因为年老肝肾气血不足，导致关节得不到充分滋养，就会引发风湿性关节炎。

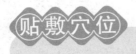

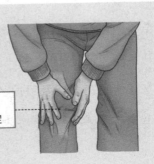

阿是穴

又称不定穴或压痛点，穴位一般都是随病而定

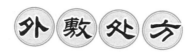

外敷处方

方一

处方 生川乌、生草乌、附片、当归、丹参、白芥子各 30 克，生麻黄、干姜各 15 克，桂枝、木通各 12 克，白芍 20 克，细辛、乳香各 10 克，三七 5 克（另包），虎力散 4 支，马钱子散 2 包，葱白 4 根，白酒适量，麝香 0.25 克。

适应证 风湿性关节炎（痛痹）。

用法

前十四味药物研为细末，然后将马钱子散、虎力散掺入药末中，搅拌均匀，再将葱白捣烂，均匀地加入混合药末中，再加入白酒，调成稀糊状，备用。使用时，将调好的药放入锅内炒热，直至达到不会灼伤皮肤的程度。加入麝香和匀，摊在敷料上，大约 0.5 厘米厚，趁热敷在患处（阿是穴），再用绷带包扎固定。

方二

处方 紫荆皮 30 克，赤芍、独活各 18 克，葱白 7 寸。

适应证 风湿性关节炎。

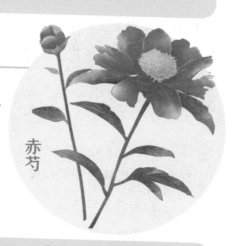
赤芍

用法

将紫荆皮、赤芍、独活研为细末，每次取 15 克，加入葱白捣烂至泥状，烘热后，平摊在纱布上，贴在患处。

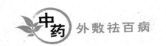

方三

处　方　棉花籽 100 ~ 150 克，白酒、生姜各适量。

适应证　风湿痛。

用　法

　　将棉花籽放入锅中炒热，装进布袋里。用生姜蘸白酒，摩擦患处，直至患处发红为止，然后用热棉花籽袋在患处熨敷。每日熨敷 1 次。

方四

处　方　独蒜汁、韭菜汁、葱汁、生姜汁、麻油各 120 毫升，艾叶汁 30 毫升，好白酒 600 毫升，松香、黄丹适量。

适应证　关节炎、神经痛。

用　法

　　先将独蒜汁、韭菜汁、葱汁、生姜汁、艾叶汁加白酒一起煎取浓汁，再加入麻油熬至滴水成珠，再加松香、黄丹搅拌均匀，呈膏状后备用。用时取适量药膏摊在布上，贴于患处即可。

健康小贴士

◎　患者在恢复期间过度劳累，也会复发。因此，要劳逸结合，适度活动与休息非常重要。

◎　要防止受寒、淋雨和受潮，平时要对关节处做好保暖工作。

◎　适当进行锻炼是非常必要的，而且对于患者的康复进展也有很大帮助。

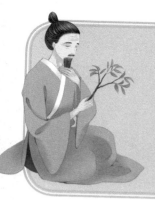

腰 痛

腰痛是一种常见的病症，是以腰部疼痛为主症的一类病症。

症状表现

腰痛的常见症状为腰背部肌肉紧张、僵硬，此外还可能出现以下伴随症状：局部肿胀，可以只局限在腰部，也可能扩散到整个区域；腰部活动可能受到限制；腰部、腰骶部会感到放射性疼痛，像触电一样，并向远处传递。

病发原因

引起腰痛的原因有很多，可能是腰部组织直接出现了问题，也可能是邻近的组织器官有了病变。另外，泌尿系统炎症或结石等器官疾病也会引发腰痛。中医认为，腰痛是寒湿邪气侵入人体。此外，肾虚也是引发腰痛的原因。

贴敷穴位

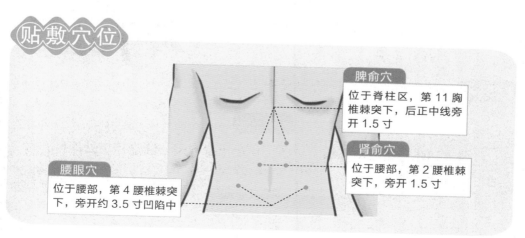

脾俞穴
位于脊柱区，第 11 胸椎棘突下，后正中线旁开 1.5 寸

肾俞穴
位于腰部，第 2 腰椎棘突下，旁开 1.5 寸

腰眼穴
位于腰部，第 4 腰椎棘突下，旁开约 3.5 寸凹陷中

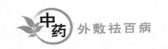
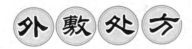

外敷处方

方一

处　方　生姜汁 150 毫升，黄明胶 90 毫升，乳香末、没药末各 9 克，川椒末 12 克。

适应证　腰痛。

用　法

　　先将前两味药物放入锅中加热熔化，再放入乳香、没药，熬二三沸后取出来，将其放在沸汤上炖，并用柳条不停地搅动。成膏状后，加入川椒末，再次搅拌均匀，离汤取下锅，待温度适宜时，用牛皮纸摊贴，每张约 6 平方厘米。用时取摊成的膏药敷到肾俞穴、腰眼穴、脾俞穴等穴位上。

方二

处　方　三七、三棱、当归尾各 70 克，红花、樟脑各 120 克，生川乌、草乌、五加皮、木瓜、牛膝各 50 克，六轴子 20 克，酒精（70%）6000 毫升。

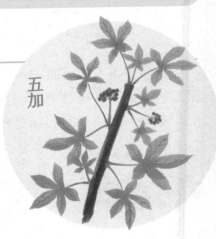

五加

适应证　腰部软组织损伤所致腰痛。

用　法

　　前十一味药物浸泡在酒精中备用。使用时，用药液涂搽患处即可，每日 2 ~ 3 次。

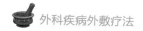

方三

处　方　川乌、草乌、乳香、没药、白芥子、巴豆、威灵仙、黄芪、防风、秦皮、肉桂各等份，食用油、樟丹、热姜汤各适量。

适应证　腰痛（包括肥大性脊椎炎，不包括腰椎间盘突出症）、关节痹痛（急慢性关节炎、关节风湿痛等）、坐骨神经痛及肌纤维织炎、肩周炎、腓肠肌痛等。

用　法

前十一味药物加入食用油中，熬至焦黄，去药渣，加樟丹熬成膏状备用。用时取 14 克药膏摊于 12 厘米 ×14 厘米的纸布上。先取热姜汤擦洗患处，等患处充血发红后擦干水分，将膏药贴在患处，每张膏药贴 15 ～ 20 日。

健康小贴士

◎ 平时要多注意休息，做好腰部保暖工作。

◎ 尽量避免长时间保持同一姿势，特别是长时间坐着或站立。应注意保持直立的脊柱姿势，避免驼背或过度前倾。

◎ 尽量避免搬运过重的物品以及过度劳累、剧烈发力等带来的急性损伤。

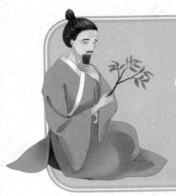

腰椎间盘突出

腰椎间盘突出是由于纤维环急性或慢性损伤导致髓核变性、膨隆或向纤维环破口凸出，压迫神经引起的神经损害症状、下肢坐骨神经疼痛症状。

症状表现

腰椎间盘突出的临床主要表现为腰腿痛，或者腰痛不太明显，以腿痛为主，行走十分困难，当患者腿抬高、咳嗽、打喷嚏、用力大便时，都会加重腰腿疼痛。若疾病发展时间长，还会出现脊柱侧弯、后突、畸形，小腿外侧和足背麻木、发凉，严重时下肢肌肉会萎缩。

病发原因

腰椎间盘突出主要是年龄的增长导致椎间盘退变，纤维环上出现了裂隙，若劳累或受到外力的影响，椎间盘就可能破裂，髓核、纤维环甚至终板向后突出，严重者会压迫神经产生症状。中医认为该病通常由扭伤、劳损、感受风湿寒邪等引发。

贴敷穴位

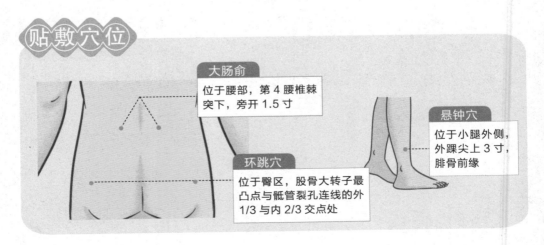

大肠俞
位于腰部，第 4 腰椎棘突下，旁开 1.5 寸

悬钟穴
位于小腿外侧，外踝尖上 3 寸，腓骨前缘

环跳穴
位于臀区，股骨大转子最凸点与骶管裂孔连线的外 1/3 与内 2/3 交点处

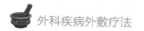

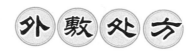

 方一

▷ **处　方**　三七、白花蛇、自然铜、灵仙根、寒水石、滑石、乳香、没药、白酒各适量。

▷ **适应证**　腰椎间盘突出。

▷ **用　法**

　　将前八味药物研为细末，用白酒调制成糊状。在贴敷之前，先行针灸治疗，用毫针在患部左右各五分处刺激，并留针30分钟。取针后贴以上药膏，并使用胶布将药盖住，确保药物不会外泄。每日或隔日1次。

方二

▷ **处　方**　千年健、葛根、羌活、独活、川乌、草乌、透骨草、五加皮、川芎、刘寄奴各10克，马钱子2克。

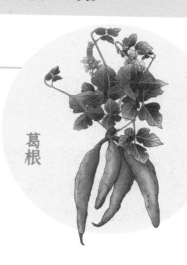

葛根

▷ **适应证**　腰椎骨质增生、腰椎间盘突出症等腰椎病。

▷ **用　法**

　　上药共研细末，装入布袋中备用。用时先用正骨水涂患处，按摩至皮肤发红，再将药袋置于患处，用热水袋加热外敷。每次2小时，每日2～3次，5日换药1次，10日为1个疗程。

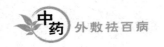

方三

处　方 羌活、独活、桑枝、木瓜、京三棱各 12 克，川芎 10 克，桂枝 6 克，当归、海风藤、丹参各 15 克，乳香、没药各 5 克，醋适量。

适应证 各型腰椎间盘突出症。

用　法

将前十二味药物研为细末，用醋将其搅拌均匀，制成饼状。贴敷时，根据患者病情分别选取足太阳膀胱经穴或足少阳胆经穴，如大肠俞穴、环跳穴、悬钟穴等，通常会选择患侧穴，然后用追风膏将药饼固定在穴位上。每 2 日换药 1 次，10 次为 1 个疗程。

健康小贴士

◎ 应合理安排饮食，注意少食多餐，可多吃一些高钙食物，有助于身体恢复。

◎ 对于患者来说，腰部保暖非常重要。可以在局部使用保暖贴或药膏来增加腰部的温度，缓解疼痛并促进血液循环。

◎ 在发病后，患者需要避免过度用力，不要频繁扭转和弯曲腰部，尽量保持腰部的稳定。避免长时间坐立或行走，如果需要长时间坐立或行走，可以适当休息并改变姿势，缓解腰部的压力。

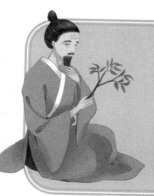

腰肌劳损

腰肌劳损主要是指腰骶部肌肉、筋膜等软组织慢性损伤，是腰痛的常见原因之一。

症状表现

腰肌劳损主要症状为腰或腰骶部疼痛，发作频繁，且疼痛的程度随气候变化或劳累程度而变化，白天劳累时加重，休息后可减轻，且时轻时重。腰部还会出现广泛压痛，脊椎活动一般没有异常。急性发作时，各种症状都会加重，并伴有肌肉痉挛、脊椎侧弯和功能活动受限。

病发原因

长时间进行过度的腰部运动和负荷，如长时间坐着、长期站立或手持重物、抬起物品，都会让腰肌长时间处于高度紧张状态，久而久之会导致慢性腰肌劳损。过低的气温或过大的湿度也可能诱发或加剧腰肌劳损。中医将腰肌劳损归为"腰痛""痹证"等范畴，主要由感受寒湿、湿热、气滞血瘀、肾虚或跌仆闪挫外伤等因素引起。

贴敷穴位

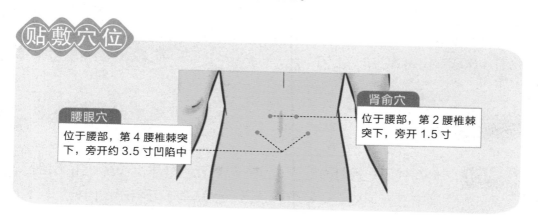

肾俞穴
位于腰部，第 2 腰椎棘突下，旁开 1.5 寸

腰眼穴
位于腰部，第 4 腰椎棘突下，旁开约 3.5 寸凹陷中

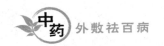

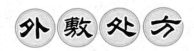

外敷处方

方一

处　方　川乌、肉桂、干姜、樟脑各 30 克，白芷、胆南星、赤芍各 20 克，面粉、生姜汁各适量。

适应证　寒湿型腰肌劳损。

用　法

　　将前七味药物研为细粉，用筛网进行过滤，每次用药半匙，面粉半匙，加入生姜汁后加热搅拌，制成稠膏状，平铺在洁净的棉白布上，贴在腰痛部位。

方二

处　方　当归 50 克，红花 30 克，乳香、没药各 20 克，牛膝 15 克，醋 300 毫升。

适应证　各型腰肌劳损。

用　法

　　将前五味药物浸入醋中，至少浸泡 4 小时，接着煮沸 5～10 分钟，将纱布浸泡药汁中，趁热时敷在腰眼穴上，凉了就换。每次 4～6 小时。每日 1 次，7～10 次为 1 个疗程。

方三

处　方　生马钱子、透骨草、生龟甲、汉防己、乳香、没药、王不留行、细辛、五加皮、豨莶草、独活、生草乌、五倍子、肉桂、枳实、

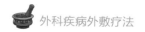

牛蒡子、血余、干姜各 10 克，全蝎、
威灵仙、生大黄、泽兰叶、丝瓜络、
麻黄、土鳖虫、防风各 12 克，当
归尾 15 克，蜈蚣 4 条，功劳叶、
甘遂各 30 克，香油 2000 毫升，
黄丹 1000 克。

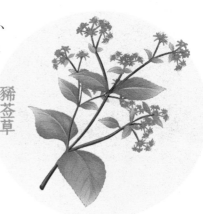

豨莶草

▶适应证　腰肌劳损。

▶用　法

　　前三十味药物放入香油中煎煮，过滤掉残渣，再熬药油直到水滴成珠，
加入黄丹，制成膏备用。用时选肾俞穴以及疼痛处贴敷。3 ~ 5 日换 1 次药，
1 个月为 1 个疗程。

健康小贴士

◎ 腰肌劳损患者平时应多休息，确保有足够的睡眠或休息时间，有助
　于松弛腰部肌肉组织，并缓解腰肌劳损带来的疼痛。

◎ 腰肌劳损患者应该做好保暖工作，根据天气变化适当增减衣物。此
　外，尽量避免长时间待在阴暗潮湿的环境中。

◎ 要避免过度体力劳动、弯腰搬重物、长时间坐或站。

◎ 长期静坐或保持一个姿势且缺乏运动的文职人员、司机、教师等，
　以及重体力劳动者和运动员，需要重点对腰肌劳损进行关注。及早
　诊断和治疗，通常预后良好。

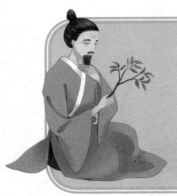

腱鞘炎

腱鞘炎是指腱鞘发生的急性和慢性反应，多发于手部、腕部等部位。

症状表现

腱鞘炎主要表现为局部皮肤微红，略有肿胀疼痛，受伤部位活动受限。症状出现在肘部，用力握拳和做前臂旋转动作时，肱骨外上髁等处会剧烈疼痛；症状发生在手腕，握拳展开时，桡骨茎突部位会剧烈疼痛，并向手部或前臂放射；症状发生在手指，当手指弯曲和伸直时，疼痛会向腕部放射，经常会出现指关节弹响。

病发原因

腱鞘炎可能是由受伤、过度使用（尤其是手腕和手指）、骨关节炎、免疫系统疾病或感染引起的。中医将腱鞘炎归为"伤筋""筋痹"或"筋凝症"范畴，主要是由劳伤损害经筋，气血运行不畅导致的。

贴敷穴位

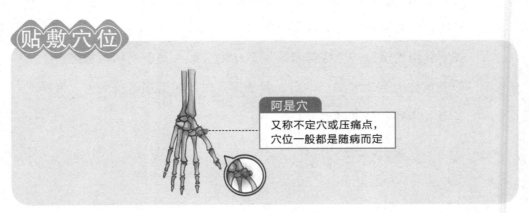

阿是穴

又称不定穴或压痛点，穴位一般都是随病而定

外敷处方

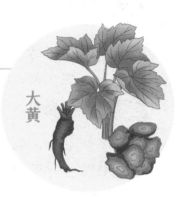

大黄

方一

处　方　干姜、生大黄各 45 克，制草乌 24 克，香白芷 90 克，肉桂、制南星、没药各 30 克，赤芍 10 克，乳香、细辛各 15 克，麝香 3 克，凡士林适量。

适应证　腱鞘炎。

用　法

以上药物除麝香、凡士林以外，一起研为细末，再加入麝香（也可用冰片代替），混合均匀后装入瓶中备用。使用时，取适量药末，加入凡士林调成膏状，敷在患处，盖上塑料布或油纸，用胶布固定即可。隔日换药 1 次，3 次为 1 个疗程。

方二

处　方　白芥子适量，砂糖少许。

适应证　腱鞘炎。

用　法

将白芥子捣成碎末，加入 1/10 砂糖，搅拌均匀，加温开水调成稠糊状。根据患处的大小取 1 块胶布，在胶布中央剪一个与患处大小相等的圆孔，把胶布贴在皮肤上，使圆孔正好对准阿是穴（即疼痛部位）。取适量药糊放入胶布孔中，让它覆盖到阿是穴上，盖上消毒纱布，用胶布固定。贴敷 3 ~ 5 小时后，感觉局部有烧灼感或蚁行感时，就可以去掉了。

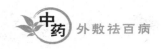

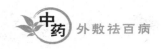 **方三**

处 方　生川乌、生草乌、肉桂、细辛、血竭、土鳖虫、红花、青皮、生大黄、皂角各 15 克，冰片 10 克，黄酒适量。

适应证　腱鞘炎。

用 法

将前十一味药物研为细末，放入瓶中密封备用。用时取药末 2 克，用黄酒调成糊状，贴在患处，用纱布、绷带包扎固定。

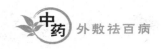 **方四**

处 方　桂枝、紫苏叶各 15 克，伸筋草 20 克，透骨草、鲜桑枝各 30 克，麻黄、红花各 8 克。

适应证　腱鞘炎。

用 法

以上药物加水煎煮，熏洗患处，每次 30 分钟，每日 2 次。

健康小贴士

◇ 如果手腱鞘出现了轻微的粘连，可以进行适度锻炼，如做一些手指和手腕的伸屈活动，帮助手指和手腕功能恢复。

◇ 腱鞘炎患者应避免过多的手工劳动，工作时采用正确的姿势，每工作半小时后休息一次。在休息时，可以活动颈部、肩膀、手腕和肘部，以缓解紧张的肌肉和韧带。

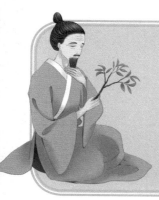

踝关节扭伤

踝关节扭伤是临床常见的疾病，是在行走或运动的过程中，遭受内翻、外翻或扭转牵拉等外力导致的筋肉损伤。

症状表现

踝关节扭伤主要有踝关节肿胀、疼痛、皮下瘀血以及走路跛行、踝关节功能活动障碍等特征。通过 X 线检查并不会显示出特殊问题。外踝伤筋的患者，外踝部肿胀、局部有瘀斑，用力着地时，疼痛会加剧；内踝伤筋的患者，内踝部前下方出现肿胀、明显感到压痛，局部有瘀斑，脚从外侧被动翻转时疼痛加剧。

病发原因

踝关节扭伤主要是在外力作用下，踝关节一侧超过正常活动范围，导致关节周围软组织，如关节囊、韧带、肌腱等发生牵拉伤或撕裂。踝关节扭伤是最常见一种运动损伤，尤其是在跳跃落地的过程中，容易引发。中医将本病归为"筋伤""崴脚"范畴，是因外伤引起的局部经络阻塞、气血凝滞。

贴敷穴位

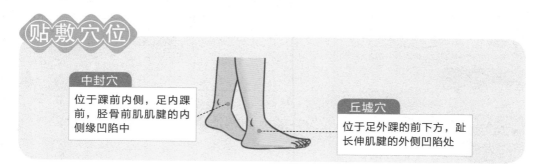

中封穴
位于踝前内侧，足内踝前，胫骨前肌肌腱的内侧缘凹陷中

丘墟穴
位于足外踝的前下方，趾长伸肌腱的外侧凹陷处

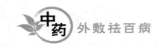

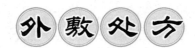

外 敷 处 方

方一

▶ **处　方**　乳香、没药、儿茶、自然铜、血竭、黄柏、红花各等量。

▶ **适应证**　血瘀型踝关节扭伤。

▶ **用　法**

　　以上药物研为细末，熬成膏，取适量放在小铝纸片（可用香烟壳内的铝纸）上，贴在患肢的中封穴、丘墟穴及阿是穴上，每次 15 ～ 20 分钟，1 日 2 次，10 次为 1 个疗程。

方二

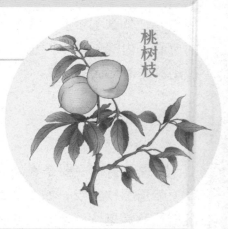

桃树枝

▶ **处　方**　栀子两份，乌药、桃树枝、樟树枝各一份，水、酒精（50%）、面粉各适量。

▶ **适应证**　踝关节、膝关节扭伤。

▶ **用　法**

　　将以上药物研为细末，加入水和酒精各半，调成糊状，再加适量面粉混合搅拌均匀，平铺在塑料布上，厚约 0.3 厘米，敷在患处，用绷带包扎固定，防止药液外渗。冬季 2 ～ 3 日更换 1 次药物，夏季 1 ～ 2 日更换 1 次药物。

方三

▶ **处　方**　生山栀、大黄各等份，醋或酒精适量。

▶ **适应证**　踝关节扭伤。

▷**用 法**

　　将生山栀、大黄研为细粉，消毒后备用。将扭伤部位清洗干净，取适量药粉，若 24 小时以内发生扭伤的患者，用醋调制后外敷；扭伤发生在 24 小时后的患者，用酒精调制后外敷。敷药范围以直径大于肿区 2 厘米为度，约厚 0.5 厘米，然后用塑料和绷带固定住，一般 2 小时换药 1 次。若药物干燥，可以直接滴一些酒精在上面，保持湿润，也可用原药重新调敷。

方四

▷**处 方**　川续断、山药、当归、浙贝母、乳香、没药各 30 克，黄芩、独活、生蒲黄各 36 克，黄柏、大黄各 48 克，冰片 1.8 克，樟脑 3.6 克，白酒适量。

▷**适应证**　急性关节扭伤，体表软组织挫伤。

▷**用 法**

　　以上药物共研细末（白酒除外，冰片、樟脑另研，密闭保存）。用时取适量药末，加水调成糊状，煮沸后兑入少许白酒，调匀，摊在纱布上，再取少许冰片末、樟脑末撒在药膏表面，趁热敷在患处，外面用绷带包扎。每日换 1 次药。

健康小贴士

◎　运动前，一定要做好热身运动，最大限度地提高脚踝对压力和外界冲击的耐受性，预防踝关节扭伤。

◎　应多吃富含膳食纤维的水果和蔬菜，如苹果、菠菜等。

◎　踝关节扭伤后，需要多休息，尽量避免进行剧烈运动。

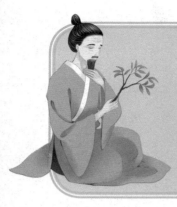

痔 疮

痔疮简称"痔"，指肛门直肠底部和肛管皮肤下静脉丛发生扩张和屈曲而形成的一个或多个柔软静脉团。

症状表现

痔疮有不同类型，包括内痔、外痔、混合痔。主要症状均为便血，便血的特点表现为无痛或间歇性疼痛，排便时滴血或用纸巾擦后有血迹。饮酒或进食刺激性食物后，症状可能会加重。

病发原因

由于肛门位于身体的下部，直肠上的静脉没有瓣膜，所以静脉向上回流时比较困难，痔静脉在不同高度穿过直肠肌层，经常会受到粪便压迫和腹压的影响，导致血液瘀积，静脉扩张，再加上其他原因和全身状态的影响，就会引发痔疮。中医认为，痔疮主要是由人体阴阳失调，再加上外感、内伤、六淫、七情等因素所致。

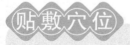

贴敷穴位

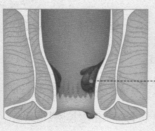

阿是穴
又称不定穴或压痛点，穴位一般都是随病而定

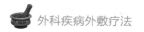
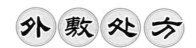

方一

处　方　乌药、大黄、当归、血竭、地榆各 150 克，黄柏、石菖蒲、红花各 75 克，黄连 15 克，冰片、白矾各 50 克，凡士林 1500 克。

适应证　外痔。

用　法

前十一味药物研为细末，过 120 目筛，加入凡士林搅拌均匀，制成膏状，装入瓶中备用（高压消毒）。用 1 ∶ 5000 高锰酸钾溶液坐浴之后，将药膏涂抹在患处，每日换药 2 次。

方二

处　方　鲜马齿苋适量，白矾 10 克。

适应证　炎性外痔及内痔嵌顿水肿者。

用　法

将洗净的鲜马齿苋捣烂成泥，将白矾均匀地掺入泥膏中，敷在患处。每日 1 次。

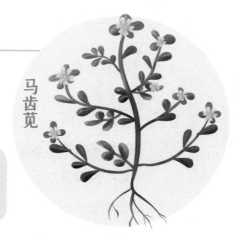

马齿苋

方三

处　方　蝉蜕 15 克，冰片、木鳖子（捣碎）、甘草各 12 克，金银花 20 克，麻油 30 毫升。

适应证　混合痔。

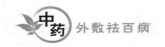

◗用 法

　　先将蝉蜕用微火烘烤至稍微焦黄，研磨成细末，加入冰片，一同研成细末，再用麻油调匀即成。每晚临睡前，先用金银花、木鳖子、甘草煎成汤，趁热熏洗患处，然后用棉签蘸着油膏涂在痔核上，连用 5 ~ 7 日。

方四

◗处　方　　大黄、红花各 20 克，赤芍、乳香、没药、桃仁、五倍子各 15 克。

◗适应证　　痔疮。

◗用 法

　　以上药物去除杂质，共研细末，装瓶密封备用。用时取药末 10 克，用少量清水调成糊状，涂敷在痔核上，外面用敷料包扎，并用胶布固定。每日早、晚各敷 1 次，7 ~ 10 日为 1 个疗程。

健康小贴士

◎　平时要多做提肛运动，避免久坐、久立或久忍大便。

◎　饮食应该以清淡为主，少吃辛辣、油炸和刺激性食物，多食用水果、蔬菜和富含纤维的食物。

◎　每晚睡前可按摩腹部，养成良好的排便习惯，保持肛门周围卫生。

◎　适当进行体育锻炼，如跑步、散步等，可促进胃肠蠕动，有助于促进排便。

五官科疾病

外敷疗法

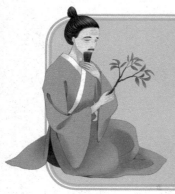

慢性咽炎

慢性咽炎指咽黏膜、黏膜下组织和淋巴组织的慢性炎症，属于上呼吸道慢性炎症的一部分。

症状表现

慢性咽炎多发于成年人，有时症状非常顽固，很难治愈。临床常表现为咽部有多种不适感，比如感觉有异物、咽喉发热、喉咙发痒及轻微疼痛等。咽炎患者经常会做清嗓的动作来缓解不适。如果经常说话，症状就会加重。还可能不时出现短促而频繁的咳嗽，如果能咳出一些黏液，症状就会减轻一些。

病发原因

慢性咽炎通常是由上呼吸道反复感染或长期的理化因素刺激（如化学气体、粉尘等）导致的。中医认为本病是肺肾阴虚，虚火上炎，灼伤阴津所致。

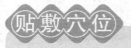

人迎穴

位于颈部，喉结旁开 1.5 寸，胸锁乳突肌的前缘，颈总动脉搏动处

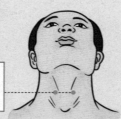

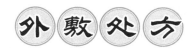

外敷处方

方一

处　方　斑蝥 12 克，血竭、乳香、没药、全蝎、玄参各 2 克，麝香、冰片各 1 克。

适应证　慢性咽炎。

用　法

　　将以上药物研为细末，保存在密封的瓶子中备用。治疗时，先在双侧人迎穴上用甲紫进行标记，然后用中央剪孔的小块胶布贴到穴位上，挑如绿豆大小的药末放入孔中，再用大片胶布盖住并固定好。夏天贴 2 ~ 3 小时就会出现小疱，冬天贴约 6 小时才会出现小疱。起疱后，撕去胶布，使用消毒针将黄水抽出，涂上甲紫，再盖上敷料进行固定。每隔 1 周换贴 1 次。

方二

处　方　天花粉 6 克，薄荷冰 4 克，白僵蚕、草红花、川芎、紫苏叶、冰片各 2 克，生姜适量。

适应证　慢性咽炎。

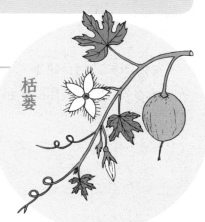

栝蒌

用　法

　　将前七味药物研为细粉，取适量细粉，固定在大小约 1.5 厘米 ×1.5 厘米的滤纸与大小约 2 厘米 ×2 厘米的脱敏胶纸之间，然后用生姜擦拭天突穴，再贴上药物。每次贴敷 72 小时停 24 小时，具体贴敷的天数根据病情而定，一般在症状消失后继续使用 3 ~ 7 日。

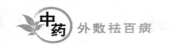

方三

处　方　斑蝥 12 个（去翅足，糯米炒），净乳香、净没药、玄参、血竭、全蝎各 1.8 克，麝香、冰片各 0.9 克。

适应证　慢性咽炎。

用　法

以上药物研为细末，取出像豆子大小的细末，放在膏药上，然后贴敷在喉外耳下软骨处，大约 10 小时去除膏药。可隔日 1 次，连用 2 ～ 3 次。

方四

处　方　细辛、生附子、生吴茱萸各 15 克，大黄 6 克，米醋适量。

适应证　慢性咽炎。

用　法

前四味药物共研细末，用米醋调成糊状备用。用时取适量药糊，敷在双足心涌泉穴上，用纱布包扎固定，每日换 1 次药。

健康小贴士

◎　慢性咽炎应以预防为主，保持良好的生活习惯，戒烟和酒，避免摄入辛辣刺激的食物，减少接触雾霾和粉尘等可能诱发该疾病的因素。

◎　平时应劳逸结合，强健身体，多进行户外活动，吸入新鲜空气。

◎　还要预防上呼吸道感染，要注意天气的变化，根据实际情况适当增减衣物，预防流感。

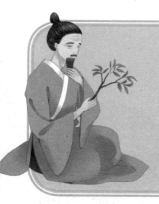

扁桃体炎

扁桃体炎是常见的上呼吸道感染疾病，主要指腭扁桃体的非特异性炎症。

症状表现

扁桃体炎分为急性扁桃体炎和慢性扁桃体炎。急性扁桃体炎患者会出现发热、咽痛、吞咽困难和腭扁桃体红肿等症状。慢性扁桃体炎患者通常会出现咽部不适、有异物感、干燥、痒和刺激性咳嗽等症状，还伴有口臭。

病发原因

急性扁桃体炎的致病菌主要是乙型溶血性链球菌，其他常见细菌（如葡萄球菌）、一些病毒（如流感病毒）和寄生虫（如弓形虫）都会导致扁桃体炎。若长时间不痊愈就会导致慢性扁桃体炎。中医将扁桃体炎归为"风热乳蛾""虚火乳蛾"范畴，通常是由肺胃湿热内蕴，上注咽喉所致。

贴敷穴位

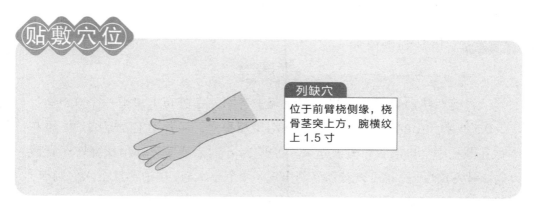

列缺穴

位于前臂桡侧缘，桡骨茎突上方，腕横纹上 1.5 寸

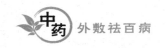

外敷处方

 方一

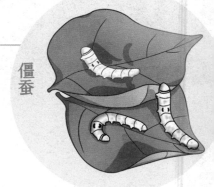
僵蚕

▶**处　方**　珍珠、麝香、蟾蜍、僵蚕各 30 克。

▶**适应证**　急性扁桃体炎、慢性扁桃体炎，
以及其他咽喉炎等症。

▶**用　法**

以上药物研为细末，混合均匀后，装瓶密封备用。对于症状较轻的患者，将药末放在两分钱币大小的医用胶布中心（1 次用药不超过 0.5 克），贴在下颌角处，等待 1 天取下来，如果能看到少量淡黄色的分泌物，表示治疗有效果。对于症状严重的患者，先用三棱针浅刺扁桃体红肿的地方，使其出紫血，然后将喉症散均匀地吹在患部，再按照上述的方法贴敷。

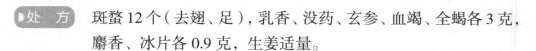 方二

▶**处　方**　斑蝥 12 个（去翅、足），乳香、没药、玄参、血竭、全蝎各 3 克，
麝香、冰片各 0.9 克，生姜适量。

▶**适应证**　慢性扁桃体炎。

▶**用　法**

将前八味药物研为细粉，装在瓶中备用。在胶布中央剪一个 0.5 厘米×0.5 厘米大小的圆孔，将这个圆孔对准蛾根穴，接着用生姜擦拭，将药末撒在圆孔中，再用胶布覆盖起来。等待 24 小时后或者局部出现烧灼疼痛感时，揭去胶布。此时可以看到局部出现了 1 个小水疱，用消毒针把水疱刺破，排出里面的疱液即可。

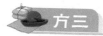

方三

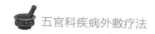

▶**处　方**　斑蝥 12 克，冰片、乳香、没药、全蝎、玄参、樟脑各 1.8 克。

▶**适应证**　急性扁桃体炎。

▶**用　法**

　　将以上药物研为极小的细末，装入瓶中并严密封好备用。使用时，取少许药末，放在小块伤湿止痛膏或小块医用胶布上，将其贴在列缺穴上，等待 2 ～ 3 小时后揭下。重复贴 2 ～ 3 次。

方四

▶**处　方**　灯笼草 30 克，白酒适量。

▶**适应证**　急性扁桃体炎。

▶**用　法**

　　将灯笼草加工成 2 剂，一为散剂，一为煎剂。取散剂加酒调成药糊，敷在喉外；取煎剂加水煎制后内服，每日 1 剂，分 2 次服。

健康小贴士

◎　急性扁桃体炎患者在室内要确保温度适宜，避免温度过高。此外，还要保持一定的湿度，定时通风换气，使室内空气保持新鲜，减少对咽喉的刺激。

◎　应该多吃一些清淡的食物，避免食用香燥、辛辣等刺激性食物。

◎　养成良好的生活习惯十分重要，需要多休息，适量运动，保证充足的睡眠时间，增加抵抗力。

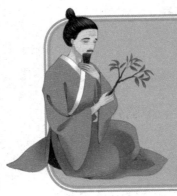

口腔溃疡

口腔溃疡俗称"口疮"，是一种常见的口腔黏膜疾病，是指发生在口腔黏膜上的浅表性溃疡。

症状表现

轻型口腔溃疡的溃疡面大小如米粒或黄豆，呈圆形或卵圆形，溃疡面中间凹陷，周围充血或微肿。重型口腔溃疡最初可能会在口角出现，之后逐渐扩散到口腔后部。这种溃疡面大且深，形状酷似弹坑，直径可能超过10毫米。周围出现红肿并微微凸起，底部感觉稍硬，表面呈现黄白色，会带来剧烈的疼痛。

病发原因

绝大多数口腔溃疡是病毒感染导致的，通常与感染链球菌、葡萄球菌及机体免疫功能异常有关。另外，偏食、物理性损伤都会导致口腔溃疡。中医将口腔溃疡归为"口疮"范畴，主要是气阴两虚、虚火上炎所致，民间通常称之为上火。

贴敷穴位

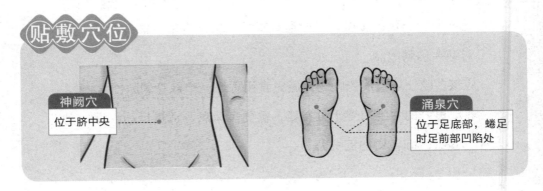

神阙穴
位于脐中央

涌泉穴
位于足底部，蜷足时足前部凹陷处

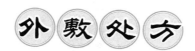

外敷处方

方一

处　方　吴茱萸 15 ~ 30 克，食醋适量。

适应证　口腔溃疡。

用　法

将吴茱萸研为细末，加入适量的食醋，搅拌成糊状。将两脚洗净并擦干，把药糊涂抹在涌泉穴上，用纱布包扎（为了避免水分丢失，可以在纱布内垫上一层油纸），24 小时后就可取下。通常一次就能见效，如果没有好转，可以再按同样方法敷第 2 次。

方二

处　方　金银花 5 克，蒲黄、细辛、薄荷、甘草各 1 克。

适应证　复发性口腔溃疡。

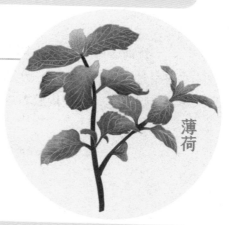

薄荷

用　法

以上药物分别研为细末，过 40 目筛之后再混合在一起。用时取药末 10 克，装入预先制作好的小纱布袋中，扎紧袋口后放入沸水中泡 14 分钟。取药液含漱 1 ~ 2 分钟后咽下，含服次数不限。

方三

处　方　白矾 6 克，白糖 4 克。

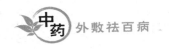

▷适应证 顽固性口腔溃疡。

▷用 法

　　将以上药物放入瓷皿中，放在文火上加热，直至其熔化形成膏状物，待凉后就能使用。如果气候寒冷，药物容易凝固，需要再次加热使其熔化后再使用。使用时取棉签蘸药膏，涂抹在溃疡面上，每日1次。涂敷后，可能会感到溃疡处疼痛加剧，嘴巴会有口水流出，一般3～5分钟即可消失。

方四

▷处 方 大黄、硝石、白矾各等份，米醋、面粉各适量。
▷适应证 口疮（脾胃积热型）。

▷用 法

　　将前三味药物研为细末，加入米醋、面粉搅拌均匀，制成膏状备用。使用时取膏药3小团，分别涂抹在患者脐孔上和两足心，然后用纱布盖住，并确保扎牢，或使用胶布进行固定。每日1次，敷3～4次。

健康小贴士

◇　口腔溃疡受生活习惯的影响很大，需要调整饮食习惯，平时多吃蔬菜水果，少吃辛辣、油腻的刺激性食物，还要注意保持口腔清洁，常用淡盐水漱口。

◇　适当进行体育锻炼，作息规律，保证充足的睡眠，保持大便通畅。

◇　掌握正确的刷牙方法，可有效减少口腔细菌，注意不要使用过硬的牙刷，以免划伤口腔，最好选择软毛牙刷以及性质温和的牙膏。

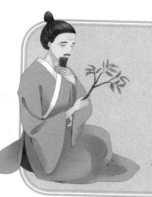

耳 鸣

耳鸣是耳鼻喉科常见的症状，是由听觉器官病变引起的异常声音感觉。

症状表现

耳鸣患者感觉耳朵里发出声音，如蝉鸣声、钟鼓声或水激声等，但周围并没有相应的声源，周围越安静，耳鸣声就越大。

病发原因

耳鸣可能是耳部各种病症及某些全身疾病引起的，如高血压、低血压、贫血、肾病、神经官能症及颅内肿瘤等。耳鸣还与听力损伤有关。中医认为耳鸣是肝胆风火上逆，少阳经气闭塞导致的。

贴敷穴位

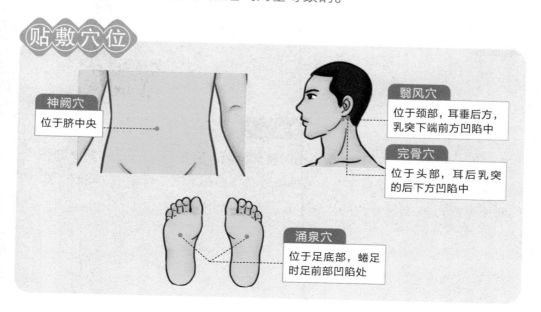

神阙穴
位于脐中央

翳风穴
位于颈部，耳垂后方，乳突下端前方凹陷中

完骨穴
位于头部，耳后乳突的后下方凹陷中

涌泉穴
位于足底部，蜷足时足前部凹陷处

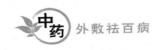

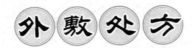

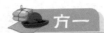

处 方 毛桃仁、巴豆仁各 2 粒，生地黄 3 克，细辛 1 克。

适应证 耳鸣。

用 法

先将毛桃仁放入开水中浸泡，剥去外壳，与巴豆仁一同捣碎成泥状，用数层草纸包裹起来，放在微火上加热多次，去除其中的油分。再与生地黄、细辛一起捣碎为泥状，制成 2 个小锭，用针将锭穿通备用。用时将药锭用脱脂棉花轻轻包裹起来，塞入两耳孔内，每日换药 1 次，直到耳朵不再发出鸣声为止。

方二

处 方 细辛、木香、石菖蒲、磁石、麝香各 12 克，白酒适量。

适应证 耳鸣、耳聋。

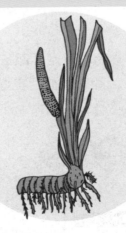

石菖蒲

用 法

前五味药物研为细末备用。用时将部分药末取出，加入白酒，调成糊状，贴在神阙穴及双侧涌泉穴上。另外以纱布条蘸药末塞入耳朵中，每日 1 次。每个疗程为 28 日，疗程间休息 5 日，连续 3 个疗程。

方三

处 方 蓖麻仁 20 粒，皂角半个，地龙 1 条，全蝎 1 只，远志、磁石末各 10 克，凡士林适量。

适应证 神经性耳鸣、耳聋。

用 法

将前六味药研为细末，用凡士林搅拌均匀，制成膏状，敷在耳后翳风穴、完骨穴上，并用纱布盖上，再用胶布固定。每日换药 1 次。

方四

处 方 麝香 1.5 克，全蝎 14 个，薄荷叶 14 张。

适应证 耳鸣（肝风型）。

用 法

先将麝香研细，接着将全蝎焙干后研细，将两种药末混合均匀，滴入适量水后捏成梃子，用薄荷叶包裹，分成 14 份备用。用时塞入耳内即可。

健康小贴士

◇ 噪声对耳朵的伤害很大，容易引发耳鸣，平时应远离噪声；或采取适当的防护措施，隔离噪声。

◎ 平时在生活中应注意休息，保证充足的睡眠，禁止熬夜。

◎ 要均衡饮食，应摄入富含蛋白质、维生素和微量元素的食物，如选择牛羊肉、鱼虾、西红柿、苹果等，避免吃辛辣刺激的食物。

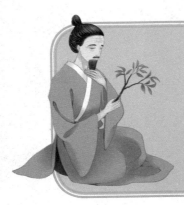

麦粒肿

麦粒肿也称"急性睑腺炎""针眼"，是一种眼睑腺体及睫毛毛囊的急性炎症。

症状表现

麦粒肿的症状包括眼睑红肿、疼痛、痒感、灼热感以及眼睛有异物感。起初，睑缘部会充血肿胀，2~3天后形成硬结，胀痛和压痛明显。之后，硬结会逐渐软化，睫毛根部会形成黄色脓疱，然后迅速破裂排出脓液。一般只感染一只眼睛，很少出现双侧感染的情况，有时上下睑可同时发生，也可单发。严重的还伴有畏寒、发热等全身症状。

病发原因

麦粒肿通常由细菌感染引起，最常见的是金黄色葡萄球菌。中医称麦粒肿为"针眼""眼丹"等，主要是由脾胃内部聚集的热气，或心火上升引发的炎症；或外感风热与内部积热相互对抗，导致气血瘀阻，火热结聚，最终形成。

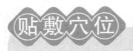

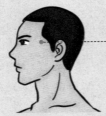

太阳穴

位于头部，当眉梢与目外眦之间，向后约一横指的凹陷处

外敷处方

方一

处方 黄柏、大黄、栀子、白芷各 50 克，秦艽、生天南星、陈皮各 20 克，天花粉、蜂蜡各 90 克，苍术 40 克，麻油（花生油亦可）500 毫升。

适应证 麦粒肿。

用法

先将除蜂蜡外的前九味药物进行处理，去除杂质，并将其烘干，将药物混合粉碎，用 120 目筛网过滤。将麻油放入锅中，加热至 150℃左右，保持恒温状态并持续 1 小时，去掉油中的水分。将蜂蜡用另一个容器化开，透过 2 层纱布在油内过滤约 15 分钟，离开火源进行降温。待油温降到 100℃时，缓慢地将药粉撒入油内，并不断搅拌直到冷却成膏。使用时，剪一块与麦粒肿大小相近的脱脂棉片，将膏药涂在上面（约 1 毫米厚），然后贴在患处，戴上眼罩。每日换药 1 次。

方二

处方 天花粉、天南星、生地黄、蒲公英各等份，食醋、液体石蜡各适量。

适应证 麦粒肿。

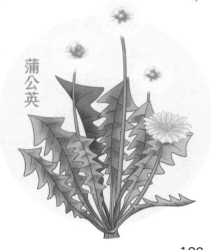

蒲公英

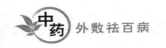

▶用　法

将前四味药物烘干，研为细末，加入食醋和液体石蜡调成膏状备用。贴敷时，根据患处大小，取适量药膏涂抹其上，然后用纱布或胶布固定。每日换 1 次药。

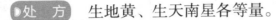

方三

▶处　方　生地黄、生天南星各等量。

▶适应证　麦粒肿。

▶用　法

将以上两味药物研为细末，放入瓶中备用。贴敷时取适量药物，加入水调成膏状，敷在太阳穴处，用胶布固定。也可以将药粉撒在胶布中心，贴在穴位上。

健康小贴士

◎ 应该养成良好的用眼习惯，避免过度揉搓眼睛，以免引发眼部感染发炎。同时，要注意个人卫生，经常清洗毛巾、手帕等生活用品，最好不要与他人共用卫生用品。

◎ 要加强体育锻炼，提高身体素质。

◎ 要注意饮食的多样化，多食用富含优质蛋白质和钙、磷、维生素的食物，如猪肝、羊肝、鸡肝、胡萝卜、枸杞子等，减少甜食的摄入，并少吃辛辣油腻的食物。

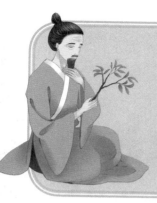

结膜炎

结膜炎俗称"红眼病"，是一种发生于结膜组织的炎症性疾病。

症状表现

结膜炎初期，患者会感到眼睛红、痒、涩，并且会感到不舒服，特别是在热的环境下或受到光线刺激时，眼睛疼痛，还会流泪。随后，症状会迅速加重，眼睛分泌物会变多并黏结在一起，有时还会出现发热、流涕、咽痛等症状。当炎症波及角膜或引起并发症时，会对视力造成损害。

病发原因

感染性结膜炎是由病原微生物感染导致结膜发炎，非感染性结膜炎则是外界的理化因素，如光、各种化学物质等所致。中医将结膜炎称为"风热眼""暴风客热""天行赤眼"等，认为本病主要由外感风热时邪，入侵眼部，或者肝胆火盛，循经上扰所致。

贴敷穴位

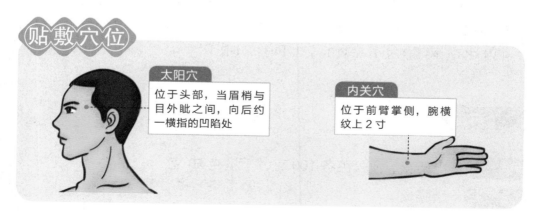

太阳穴
位于头部，当眉梢与目外眦之间，向后约一横指的凹陷处

内关穴
位于前臂掌侧，腕横纹上 2 寸

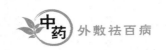

外敷处方

方一

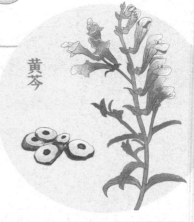

黄芩

▶ 处　方　黄连 15 克，黄芩 24 克，黄柏 30 克，大黄、黄丹各 60 克，薄荷 120 克，葱汁、浓茶水各适量。

▶ 适应证　暴发火眼，红肿热痛。

▶ 用　法

前六味药物研为细末，加入葱汁、浓茶水，调成糊状备用。用时敷在两侧太阳穴及眼眶部位。如失水变干了，就加茶水湿润。

方二

▶ 处　方　斑蝥 10 克，麝香少许，酒适量。

▶ 适应证　急性结膜炎。

▶ 用　法

以上药物研为细末，装入瓶中备用，注意要将两味药物分开装。使用时，取出斑蝥末，用酒调制成如黄豆大小的药饼，药面上添加少许麝香末，敷在内关穴、阿是穴上，贴敷 1 ~ 2 小时将其取下。

方三

▶ 处　方　野菊花、蒲公英各 100 克，千里光 50 克。

▶ 适应证　结膜炎。

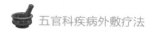
▶用　法

将以上药物一同放入水中煎煮，慢慢熏洗患处。每日熏洗 1 次。

 方四

▶处　方　代赭石 2 份，生石膏 1 份，麝香少许，蜂蜜适量。

▶适应证　急性结膜炎。

▶用　法

将前二味药物共研细末备用。用时取药末 10 克，用蜂蜜调成软膏，再加上麝香拌匀，贴敷在太阳穴、内关穴以及阿是穴上，包扎固定好，每日换药 2 次。

健康小贴士

◇ 为预防感染性结膜炎，在平时需重视眼部的日常护理，少去风尘多的地方，保持个人卫生，特别是手部的清洁；勤洗手，不要随便揉眼睛。

◇ 非感染性结膜炎患者要避免或减少与过敏原的接触。如果对尘螨过敏，应该保持室内清洁，并进行除螨工作。当空气污染严重时，应该适当减少户外活动的时间，在花粉季节应该采取尽量多的保护措施。

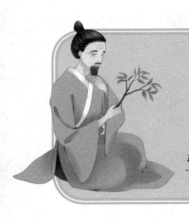

牙 痛

牙痛是指牙齿或牙齿周围组织因各种原因引起的疼痛。

症状表现

风火牙痛表现为牙齿疼痛、牙龈红肿疼痛，在寒冷环境下疼痛减轻，但在风热环境下疼痛加剧，可能伴有发热、寒战、口干等症状；胃火牙痛表现为牙龈红肿，有时还会流脓或渗血，甚至会引发颌面疼痛、头痛，并伴随口干口臭、大便秘结等症状；虚火牙痛表现为牙齿微痛，牙龈微红、微肿，还伴有心烦失眠、眩晕等症。

病发原因

牙痛大多由牙龈炎、牙周炎、牙髓炎、龋齿（蛀牙）、牙外伤等导致牙髓（牙神经）感染引起。中医认为，当大肠、胃腑内积聚了过多的热气，或者受到风邪的袭击，会导致阳明化火，火邪会沿着经络上升，引发牙痛。

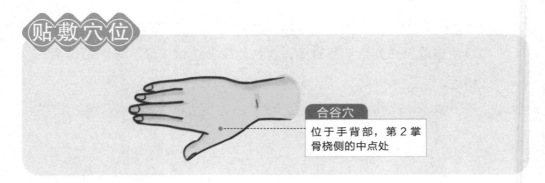

贴敷穴位

合谷穴
位于手背部，第2掌骨桡侧的中点处

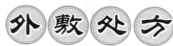

外敷处方

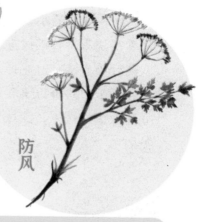

防
风

方一

处　方　防风、细辛、荜茇、荆芥、硫黄
各 6 克，冰片 33 克。

适应证　各种牙痛。

用　法

以上药物研为细末，准备一个玻璃杯和一张砂纸，用砂纸包裹住杯口，用绳子系紧，将药末堆在砂纸上，点燃药末让其缓慢燃烧，注意不要烧到砂纸。药末烧完后取下砂纸，刮取玻璃杯内壁上的降丹，装入瓶中备用。使用时取少许降丹放在棉花里，再将药棉贴在患处，咬紧即可。

方二

处　方　大蒜适量。

适应证　牙痛风寒证。

用　法

将大蒜捣烂，取少许敷于合谷穴上，盖上纱布，用胶布固定。如果感觉有烧灼感，就取下来。

方三

处　方　苍耳子仁（焙黄，研为细末）60 克，生竹叶（去梗）500 克，
生姜 120 克，食用盐 180 克。

适应证　各种牙痛。

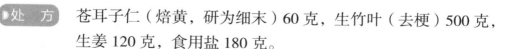

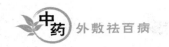

用　法

准备洗净的小铁锅，放入竹叶，倒入适量的清水，以浸满竹叶为度，用木炭烧火，将锅放上去煮熬，直至熬出浓汁。接着，将生姜捣成汁，加入药汁内煮沸，过滤掉杂质，重新煮沸，加入盐，充分搅拌均匀，熬干，与苍耳子仁共研为细末，混合均匀，装入瓶中密封好，备用。无论何种牙痛，立即取少许药末，涂抹于疼痛部位。每日涂 3 次，每次数遍，多次使用可见效。

方四

处　方　芒硝 50 克，冰片 5 克，樟脑 10 克。

适应证　各种牙痛。

用　法

将以上药物用乳钵研为细末，过 90 目筛，混匀之后装瓶密封备用。用时先用棉签蘸水，将患处清洗干净，如果有过硬的牙结石，可以轻轻刮净，接着取新棉签蘸取适量药粉涂在患处，每日 2 ~ 3 次。

健康小贴士

◇ 平时一定要注意口腔卫生，养成早晚刷牙的好习惯。使用正确的刷牙方法，彻底清洁每一颗牙齿。此外，饭后及时漱口也是非常重要的，可以帮助去除残留在口腔中的食物碎屑。

◇ 平时应避免过多进食酸性等刺激性强的食物，养成良好的营养卫生习惯对牙痛的防治尤为重要。

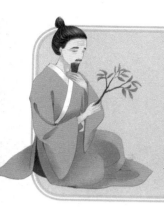

鼻窦炎

鼻窦炎也称"鼻旁窦炎"，指上颌窦、筛窦、额窦和蝶窦的黏膜炎症。

症状表现

鼻窦炎分为急性炎症和慢性炎症，症状有鼻塞、头昏、头痛、鼻流浊涕、嗅觉减退和局部压痛等。

病发原因

鼻窦炎分为急性和慢性两类。急性鼻窦炎通常由感冒引发的急性鼻炎转化而来，致病细菌多为链球菌、葡萄球菌等；而慢性鼻窦炎则由未完全治愈或反复发作的急性鼻窦炎演变而来。中医把鼻窦炎归入"鼻渊""脑漏"的范畴，主要是肺脏功能失调而导致分泌物堵塞鼻窦。

贴敷穴位

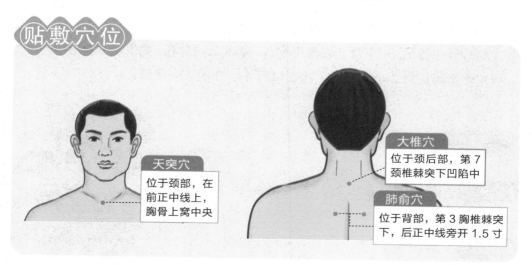

天突穴
位于颈部，在前正中线上，胸骨上窝中央

大椎穴
位于颈后部，第7颈椎棘突下凹陷中

肺俞穴
位于背部，第3胸椎棘突下，后正中线旁开1.5寸

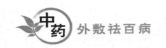

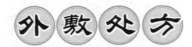

外敷处方

方一

处　方　白芥子、甘遂、辛夷、延胡索、白芷各 10 克，生姜汁适量。

适应证　鼻窦炎。

用　法

　　将前五味药物研为细末，备用。使用时，取适量药末，加入生姜汁，调和成糊状，然后贴在天突穴、大椎穴、肺俞穴上。晚上贴，第二天早上取下来，每日 1 次，10 日为 1 个疗程，2 个疗程后症状会有明显改善。如果在贴敷之前进行拔罐或按摩这些穴位，效果会更好。

方二

处　方　苍耳子、辛夷花各 6 克，葱白 15 克，水 180 毫升。

适应证　鼻窦炎。

用　法

　　将苍耳子、辛夷花加入 180 毫升水中，煎至 60 毫升，将葱白洗净后捣汁加入药中备用。用消毒药棉蘸上药汁，塞入患侧鼻孔。如果双侧都有炎症，则轮流塞药。每 2 小时换药 1 次，每日 1～2 次，病愈即止。

方三

处　方　芙蓉叶、香白芷、辛夷花各 15 克，细辛 3 克，冰片 1 克。

适应证　鼻窦炎。

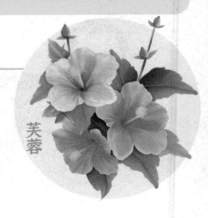

芙蓉

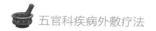

）用　法

　　将以上药物研为细末，搅和均匀，放入瓶中备用，务必保持密闭。用药棉将鼻腔内的涕液擦干净，然后取适量的药末吹入鼻腔内或用鼻子吸入。1日3次，每次2～3下。

方四

）处　方　　新鲜青苔适量（以能填塞一侧鼻腔为度）。

）适应证　　鼻旁窦炎。

）用　法

　　将青苔清洗干净，用纱布包好之后备用。用时塞入鼻腔即可，单侧者塞患侧，双侧者交替使用。每隔12～24小时另换新鲜青苔。

健康小贴士

◎　慢性鼻窦炎患者平时应多休息，加强锻炼，提升对疾病的免疫力。合理的休息和运动有助于增强体质，加快消炎的速度。

◎　对于过敏的患者，要避免接触花粉、香水等过敏原，需要做好预防工作，以避免感冒等上呼吸道感染。

◎　患者平时应多喝水，避免饮酒或饮用含有咖啡因和酒精的饮料。

◎　切勿在脏水里游泳，减少鼻窦感染的概率。

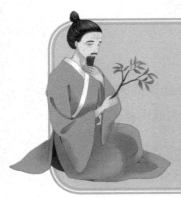

鼻出血

鼻出血又称鼻衄，是鼻及附近组织破裂出血的病症。

症状表现

鼻出血通常是单侧性的，但也有可能是双侧的。出血量多少不一定，轻者只是在流鼻涕时带有少量的血。若不及时治疗，鼻出血可能会导致鼻黏膜萎缩、贫血、记忆力减退等，甚至可能出现缺血性休克，危及生命。

病发原因

鼻出血多是鼻腔干燥，毛细血管韧度不够破裂所导致的。鼻出血还与鼻子局部病变有关，如果鼻子结构有异常，炎症或者患有血液病、肝肾功能不全、传染病、心血管病等，都有可能引发鼻出血。中医认为鼻出血通常是胃热、肺热或肝火引起的。

贴敷穴位

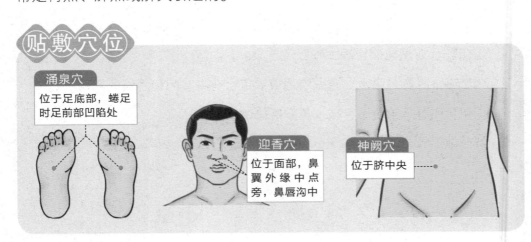

涌泉穴
位于足底部，蜷足时足前部凹陷处

迎香穴
位于面部，鼻翼外缘中点旁，鼻唇沟中

神阙穴
位于脐中央

外敷处方

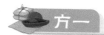 **方一**

处　方　云南白药 12 克，锡类散 0.1 克，白及粉 10 克，黄连粉 3 克，阿拉伯胶 5 克，水适量。

适应证　鼻出血。

▷用　法

　　将以上药物加适量的水调成糊状，然后均匀涂抹在玻璃板上，厚约 0.1 毫米，用烤箱烘干直至脱落。使用时，用 1% 麻黄素小棉球轻轻按压平铺在鼻腔即可。如果出血过猛，部位不清或难以贴合，可先用 1% ~ 3% 麻黄素或副肾上腺素棉片填在鼻腔中，并按压几分钟后取出，然后进行贴敷。

方二

处　方　黄柏、牡丹皮、郁金、山栀子各 15 克，大蒜泥适量。

适应证　肺热型鼻出血。

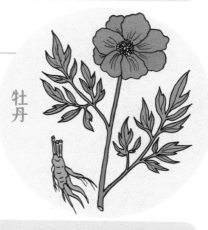

牡丹

▷用　法

　　将黄柏、牡丹皮、郁金、山栀子研为细末，与大蒜泥混合在一起，搅拌均匀，形成泥糊状，分为 3 份备用。使用时，取药糊涂抹在涌泉穴、神阙穴和迎香穴上。

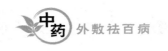

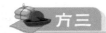

处　方　大蒜（最好是独头蒜）适量。

适应证　鼻出血。

用　法

取大蒜去皮，捣烂成泥状，备用。使用时，在适量凉开水中加入蒜泥，调和成膏糊状，制作成铜钱大小、0.3 厘米厚的药饼。如果是左鼻孔出血，就贴在右足心涌泉穴上；如果是右鼻孔出血，就贴在左足心涌泉穴上；若两鼻孔都出血，分别贴在两足心涌泉穴上，使用医用纱布和胶布固定。每次敷 1 小时左右，每日 1 次。

健康小贴士

◎ 小孩子活泼好动，会在无意间弄伤鼻子，要纠正孩子挖鼻子、揉鼻子等不良习惯。

◎ 平时应保持房间的干净和整洁，确保适宜的温度。保持室内空气清新，可以适时开窗通风换气。

◎ 老年患者应该摄入易消化的软食，多吃水果和蔬菜。要避免辛辣和刺激性的食物。

◎ 易鼻出血的人群，要避免过度摄入烟熏肉类，避免高盐、高糖和高脂肪的摄入，食盐的摄入每日不应超过 5g，糖类特别是含糖饮料的摄入要减少，脂肪摄入每日不应超过 30g，尤其要避免摄入反式脂肪。

◎ 尽量避免饮酒。

皮肤科疾病

外敷疗法

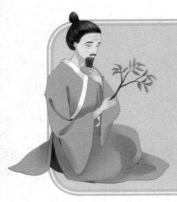

黄褐斑

黄褐斑是一种发生在面部的黄褐色色素沉着斑，多发于中年女性。

症状表现

黄褐斑主要临床表现为面部出现黄褐色或淡黑色斑片，通常对称分布，患者本身并没有自觉的不适症状，日晒后色斑加重，并持续存在。

病发原因

黄褐斑有家族遗传倾向，还可能是长时间受到紫外线的照射或者体内激素水平变化引起的。中医认为，黄褐斑主要是平时情绪压抑、忧思过多，导致肝气郁滞，以致血瘀在面部；或者脾气不足，气血不能充盈到面部；或肾水不足，虚热内蕴，郁结不散，导致颜面气血失和。

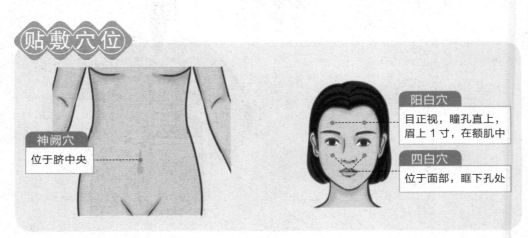

贴敷穴位

神阙穴
位于脐中央

阳白穴
目正视，瞳孔直上，眉上1寸，在额肌中

四白穴
位于面部，眶下孔处

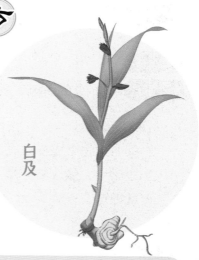

外敷处方

方一

处 方 白芷、白茯苓、白及、杏仁、桃仁粉各 50 克，鸡蛋清半个，橄榄油 2 滴。

白及

适应证 气滞血瘀型黄褐斑。

用 法

　　将前五味药物混合在一起，磨成粉，装入瓶中备用。使用时，取出 1 小匙混合好的药粉，放入碗中，加入鸡蛋清，调成糊状，再加入 2 滴橄榄油搅拌均匀。用小刷子将药糊均匀地涂在四白穴、阳白穴上，20 ~ 30 分钟后清洗干净，每周 2 ~ 3 次。

方二

处 方 当归、川芎、桃仁、白扁豆、茯苓、白附子各 100 克，鸡蛋清适量。

适应证 黄褐斑。

用 法

　　以上药物研为细粉，过 120 目筛，经过无菌干燥处理后备用。使用时，将面部清洗干净，用鸡蛋清将以上药末调成糊状，晚上临睡前敷在面部，30 分钟后洗去。每周 4 ~ 5 次，3 个月为 1 个疗程。

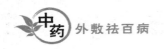

方三

▶**处　方**　白芷、白芍、白附子各适量。

▶**适应证**　面部黄褐斑、痤疮及单纯性肥胖症。

▶用　法

　　以上药物磨成粉。取 2 ～ 3 克药粉装入布袋中，制成药芯，将药芯装入固定带中，做成脐疗带。将药带中心对准脐部，系在腰间，一般只在白天佩戴即可。

方四

▶**处　方**　白及、白芷、白附子各 6 克，白丁香（即雀粪）、白蔹各 4.5 克，密陀僧 3 克，鸡蛋清或白蜜适量。

▶**适应证**　面颊部黄褐斑。

▶用　法

　　前六味药物共研细末，装瓶密封备用。用时取少许药末，用鸡蛋清或白蜜调成稀膏，涂敷在斑点处。晚上临睡前先用温水洗脸，擦净后用药，早晨起来洗净。

健康小贴士

◎　黄褐斑治愈慢，容易复发，患者在日常生活中应注意防晒，外出时可撑遮阳伞或涂防晒霜。

◎　患者平时要注意休息，避免熬夜及精神紧张，多补充富含维生素 C 的食物，如柑橘、西红柿等。

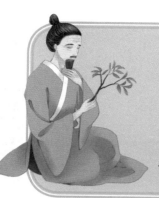

痤 疮

痤疮是一种毛囊皮脂腺的慢性炎症，多发于颜面、胸、背等处。

症状表现

　　青少年是痤疮的主要患者，给他们的心理和社交造成了很大的影响。随着青春期的结束，痤疮的症状通常会自然减轻或康复。痤疮在临床上表现为面部的粉刺、丘疹、脓疱、结节等多种形式的皮肤损伤。

病发原因

　　痤疮可能与体内雄激素增多有关。雄激素的增多会导致皮脂腺分泌增多，瘀积于毛囊内形成脂栓，导致痤疮的发作。此外，痤疮的发生还与细菌感染、皮脂腺角化异常、炎症、饮食等因素有关。中医将痤疮称为"肺风粉刺""酒刺"等，认为青少年因为身体发育的原因，肺经血热郁于肌肤，熏蒸面部形成疮疹；或者冲任不调，又或者过度食用油腻和辛辣食物所致。

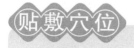

阿是穴

又称不定穴或压痛点，穴位一般都是随病而定

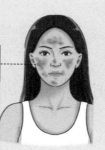

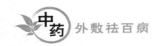

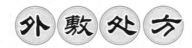

方一

处　方　大黄、硫黄、轻粉各等份，芦荟汁适量。

适应证　粉刺且见额面皮肤油腻不适、皮疹、有丘疱疹或脓疱者。

用　法

　　将大黄、硫黄、轻粉研为细末，过120目筛备用。使用时，用清水清洗面部，取适量芦荟汁，与药粉调成糊状，外敷在皮肤损伤处。1～2小时后用水洗净，每日1～2次，连续治疗10日后根据疗效决定是否继续贴敷。

方二

处　方　重楼15克，丹参30克，蜂蜜10克，清水适量。

适应证　青春痘，痤疮。

用　法

　　将重楼、丹参清洗干净，切成片放入砂锅，加水用大火煮沸后，改小火再煮20分钟，将药液过滤出来。剩余药渣加水再煮，取出药液，将两次过滤的药液合并，加入蜂蜜，充分搅拌均匀即可。每日用此药液涂脸，15分钟后用清水洗净。

方三

处　方　白及10克，白芷、滑石各30克，辛夷6克，黄芩3克，冷开水适量。

适应证　痤疮。

▶ 用　法

　　将以上药物研成细粉末，放入瓶中备用，注意密封。每晚临睡前取适量药末，加入冷开水调成糊状，洗脸后涂在面部，第二天早晨再洗掉。连用 7 ～ 15 日。病愈后每周还需要涂敷 2 次，防止痤疮复发。

方四

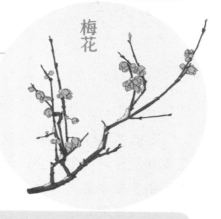

梅花

▶ 处　方　丹参、白芷、野菊花、腊梅花、金银花、月季花、大黄各 9 克。

▶ 适应证　痤疮。

▶ 用　法

　　在以上药物中加入适量清水，煎取药液备用。用时用纱布蘸取药液（也可将纱布浸入药液中）热敷患处，凉后更换，每日 2 ～ 3 次，每次敷 20 分钟，直至痊愈为止。

健康小贴士

◎　患者应注意面部清洁，最好用温和的皮肤清洁剂。切忌自行用挤、捏或针挑破等方法处理，有可能导致感染，留下疤痕。

◎　饮食调理非常重要，要合理饮食，多食用蔬菜、水果，少食油腻、辛辣及糖类食物。此外还要保持良好的作息习惯，睡眠充足，不可熬夜。

◎　平时生活中应避免暴晒，暴晒会导致痤疮恶化。夏天如需进行户外工作，一定要做好防护。

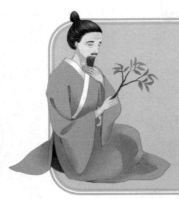

湿　疹

湿疹是一种皮肤病，是由多种内外因素引起剧烈瘙痒的皮肤炎症反应。

症状表现

湿疹主要分为三类：急性湿疹、亚急性湿疹、慢性湿疹。急性湿疹可见皮肤呈现潮红色，会出现小丘疹，肿胀、发痒并且形成水疱；亚急性湿疹则由急性湿疹逐渐发展而来，患部红肿渗液开始减轻，出现红斑鳞屑；慢性湿疹常因急性、亚急性湿疹反复发作不愈转变而来，患部皮肤增厚，颜色呈暗红色或暗褐色，表面粗糙，还常有一些鳞屑，伴随糜烂、渗液与阵发性的瘙痒。

病发原因

湿疹的发病原因主要与变态反应有关，诱发因素包括饮食习惯与吸入物等。另外，湿疹还与内分泌和神经系统功能障碍以及有感染病灶有关。中医将湿疹归入"浸淫疮""湿毒疮"等病范畴。多是因为风湿热邪蕴于肌肤，或久病血虚，从而造成肌肤失养，引发湿疹。

贴敷穴位

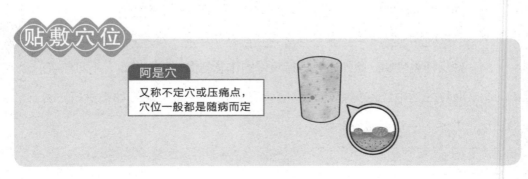

阿是穴

又称不定穴或压痛点，穴位一般都是随病而定

外敷处方

方一

处 方 芒硝 150 ～ 300 克,冷开水适量。

适应证 急性湿疹。

用 法

芒硝加适量冷开水,溶化备用。使用时,将消毒纱布或干净毛巾放入药液中浸泡,取出后湿敷患处。每日 3 或 4 次,每次敷 30 分钟至 1 小时。不需要同时服用其他药物或采取其他方法治疗。

方二

处 方 苦参 60 克,白鲜皮 30 克,冰片 3 克。

适应证 湿热型湿疹。

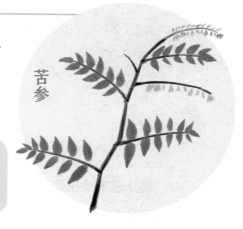

苦参

用 法

以上药物研为细末,装入瓶中备用。使用时用粉扑蘸药粉,抹在患处,每日 2 ～ 3 次。

方三

处 方 寒水石、煅石膏各 150 克,地肤子、青黛、苦参、老松香、滑石、五倍子各 60 克,川黄柏、土槿皮、嫩藜芦、密陀僧、白矾各 50 克,轻粉 9 克,百部、木鳖子各 30 克,麻油或凡士林适量。

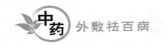

适应证 湿疹。

用 法

以上药物研为细末，加入麻油或凡士林，调成厚糊备用。若湿疹有结痂的情况，须先用2%硼酸溶液进行擦拭，再用消毒棉球吸干渗出的液体，然后涂敷湿疹膏，盖上纱布包扎好，每日换药1次。如果湿疹在颊部等裸露在外的位置，涂抹药膏后不必用纱布包扎。

方四

处 方 青黛30克，鲜马齿苋120克，麻油适量。

适应证 外阴瘙痒症，湿疹。

用 法

马齿苋捣烂，加入青黛和麻油和匀备用。用时取适量药膏涂敷患处。每日1～3次。

健康小贴士

◎ 湿疹患者外出时，一定要做好皮肤防护工作，避免患处受风或长时间照射，以免加重病情。

◎ 当患处瘙痒难忍时，可涂抹止痒药来止痒，不可搔抓患处，以防感染。

◎ 湿疹患者平时要养成良好的饮食习惯，不可偏食，饮食应以清淡、易消化、低盐少油的食物为主，忌食辛辣、腥膻等刺激性食物。

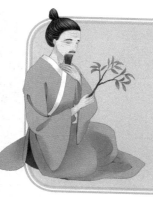

荨麻疹

荨麻疹俗称"风疹块"，是一种皮肤以风团表现为主的过敏性疾病。

症状表现

荨麻疹临床表现为皮肤上出现大小不同的瘙痒性疹块，患者搔抓后，疹块会变大、增多，甚至会融合在一起，时消时发，消退后不留任何痕迹。风团出现时会带来剧烈的痒感，每天可发作一至数次。急性患者通常会在1～2周内自愈，慢性患者可持续数月或更久。病情严重的患者还伴有发热、恶心、呕吐、腹泻等症状。

病发原因

现代医学认为，荨麻疹病因复杂，多与过敏、感染等因素有关。中医将荨麻疹称为"瘾疹"，又称为"风疹""风疹块""风蓓蕾"，认为荨麻疹的病机在肌肤腠理，多与风邪侵袭，或胃肠积热有关。

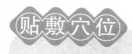

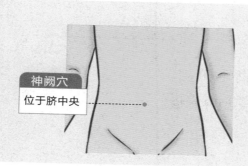

神阙穴
位于脐中央

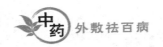

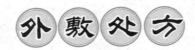
外敷处方

方一

▶处　方　苦参 30 克，氯苯那敏（扑尔敏）30 片，防风 15 克。

▶适应证　荨麻疹。

▶用　法

以上药物各自单独研为细末，分别装入瓶中密封保存，备用。使用时各取适量药粉，混合均匀之后填入脐窝，用纱布覆盖，用胶布固定。每日换药 1 次，10 日为 1 个疗程，直至完全康复为止。

方二

▶处　方　银柴胡、胡黄连、防风、浮萍、乌梅、甘草各等份。

▶适应证　荨麻疹。

▶用　法

以上药物共研细末，过筛后装瓶密封备用。用时取适量药末，填满脐孔，用手压实后取纱布覆盖其上，并用胶布固定。每日换 1 次药，1 个月为 1 个疗程。

方三

▶处　方　新鲜青蒿叶 60 克。

▶适应证　脾胃湿热型荨麻疹。

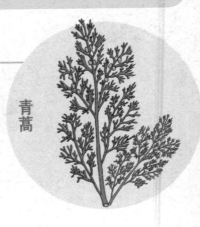

青蒿

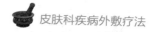

▶用　法

　　将青蒿叶放入锅内，加水煎煮 30 分钟，去掉渣滓，留下汁液。趁热用药汁熏洗患处，1 日 3 ~ 4 次，3 日为 1 个疗程。

 方四

▶处　方　　新鲜芝麻秆 100 克。
▶适应证　　风热外袭型荨麻疹。

▶用　法

　　将芝麻秆放入锅内，加水煎煮 30 分钟，去掉渣滓，留下汁液。使用时用药汁洗擦患处，1 日 3 ~ 4 次，3 日为 1 个疗程。

健康小贴士

◎　荨麻疹发生后，患者应积极寻找病因，避免再吃可疑致敏食物或药物，还要避免接触花粉、甲醛、香水、动物毛发等可疑致敏物。

◎　患者平时应养成良好的作息习惯，保持心情愉悦。

◎　保持室内清洁、通风，经常晾晒被褥等。

◎　出现两次以上荨麻疹发病并伴有严重反应的患者，要随身携带自注射式肾上腺素，以便在出现严重反应时立即应用。出现呼吸困难或喘息症状，同时喉咙收紧的，要立刻呼叫救护车。

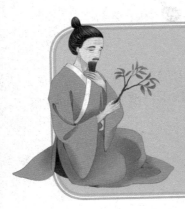

脱 发

脱发是皮肤科常见的疾病，是一种由各种原因引起头发部分或全部脱落的病症。

症状表现

根据病发原因，脱发常见的有三种类型，分别是雄激素性脱发、斑秃和全秃。雄激素性脱发是最常见的，也称脂溢性脱发，多发生于青春期后，主要表现在头顶和额部，尤其是顶额部的两侧，颅顶头发稀疏最为明显；斑秃是一种突然发生的局限性脱发，脱发范围大小不等，呈圆形或不规则形；全秃指头发全部脱落，严重的眉毛、胡须、腋毛、阴毛等都会脱落。

病发原因

脱发病因尚不清楚，与多种因素有关，可能与遗传、年龄增长、失眠、免疫异常、精神压力过大、内分泌失调等因素有关。中医认为脱发属于"油风"的范畴，常常与肝肾不足、脾胃虚弱、肝气郁结等因素有关。这些因素会导致血虚生风，风盛血燥，发失濡养，从而致病。

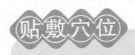

阿是穴
又称不定穴或压痛点，穴位一般都是随病而定

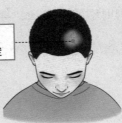

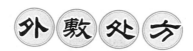

外敷处方

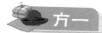 **方一**

▶**处　方** 鲜柏树叶 100 ～ 200 克，麻油（或白酒）适量。

▶**适应证** 斑秃。

▶**用　法**

　　将鲜柏树叶清洗干净并晾干，浸泡在麻油（或白酒）中，7 ～ 10 日后，用棉签蘸药液涂搽患处。每日搽 2 ～ 3 次。

方二

▶**处　方** 艾叶、菊花、藁本、蔓荆子、防风、荆芥各 9 克，薄荷、藿香、甘松各 6 克。

▶**适应证** 脱发。

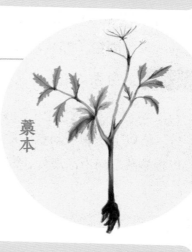

藁本

▶**用　法**

　　以上药物用布袋装好后，加水煎煮数滚，取出药液，先用热气熏头部和面部，等待一段时间，直到汤稍微变温，用布巾蘸洗脱发的区域，每日 2 ～ 3 次。

方三

▶**处　方** 新鲜毛姜 30 克。

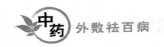

▷适应证 斑秃。

▷用 法

将毛姜切成片，擦拭患处，1日3 ~ 4次，7日为1个疗程。

方四

▷处 方 水杨酸9.4克，石炭酸1毫升，斑蝥酊〔斑蝥1.6克，用纸包裹压碎，放酒精（75%）25毫升中，密闭浸泡1周，取上清液〕10毫升，辣椒酊〔干辣椒15.6克，研成细末，放酒精（75%）250毫升，密闭浸泡1周，取上清液〕200毫升，甘油10毫升，酒精（75%）80毫升。

▷适应证 斑秃。

▷用 法

将以上药物一同置入适合的容器中，混合之后摇匀，密封备用。用时以棉签蘸取药液涂患处，每日1~2次。也可将药液放入喷雾器中，喷涂患处。

健康小贴士

◎ 脱发患者不要勤洗头，洗头太频繁会增加脱发的情况；也不要使用碱性洗发剂，容易使头皮干燥。要谨慎选择适合自己发质的洗发水和护发素。

◎ 脱发患者要改变不良的生活习惯，如戒烟戒酒；还要保持轻松心态，不要让自己长时间处于紧张及焦虑的情绪中。

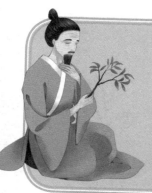

狐　臭

狐臭又称腋臭，是腋窝或其他部位排出有难闻气味的汗液的症状。

症状表现

　　狐臭本身对身体没有危害，但其产生的特殊臭味容易给患者的生活及人际交往造成困扰。狐臭常见于青春期，女性多于男性。夏日或出汗较多的时候腋臭比较明显，腋下容易出汗，导致衬衣上出现黄色的汗渍，有轻微狐臭气，经过洗浴后，可暂时减轻或消除。

病发原因

　　狐臭的病发原因尚不清楚，一般认为异味的产生与大汗腺分泌汗液异常有关。在夏天或者进行剧烈运动导致出汗增多时，汗臭味与狐臭味相互叠加，可能会使臭味更加严重。中医认为狐臭是湿热内蕴所致。

贴敷穴位

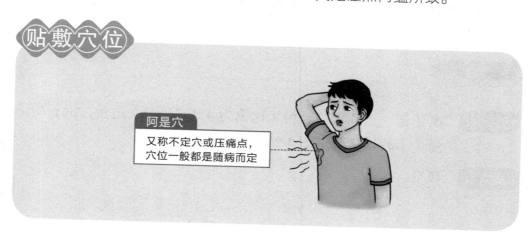

阿是穴
又称不定穴或压痛点，穴位一般都是随病而定

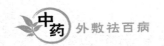

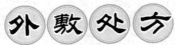

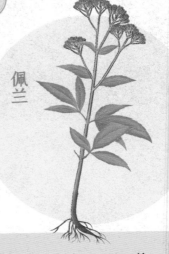

佩兰

方一

处 方　佩兰叶 9 克，滑石 12 克，枯矾 6 克。

适应证　狐臭。

用 法

以上药物共研细末备用。用时取绷带，将药粉包在腋窝内，3 日一换。

方二

处 方　胡椒粉、牛脂各等份。

适应证　狐臭。

用 法

将胡椒粉调入牛脂中，搅拌均匀，外敷在患处，每日 1 次，连用 1 周。

方三

处 方　密陀僧、三仙丹、轻粉（比例为 4 ∶ 3 ∶ 3）适量，滑石粉适量（不超过总药量的 3/20），热馒头一块。

适应证　狐臭。

▶ **用　法**

将轻粉另外研为细末，然后与其他药物混合在一起研匀备用。在热馒头表面撒上药粉，趁热夹在腋下，保持 10 ~ 15 分钟，或者在劳动后，趁有汗时将药粉撒在患处。

方四

▶ **处　方**　雄黄、石膏各 250 克，白矾 500 克。

▶ **适应证**　狐臭。

▶ **用　法**

先将石膏研末，放在锅中煅成白色，接着将雄黄、白矾分别研细，加入石膏末中混合均匀，密闭保存备用。用时先沾湿手指，蘸取适量药粉，令其呈糨糊状，再涂在腋窝内，每日 1 次，连续涂至治愈。

健康小贴士

◇ 患者平时应注意个人卫生，勤洗澡、勤换衣物，平时减少运动量，以减少汗出，避免加重病情。

◇ 患者出汗后，可及时擦干，也可用一些芳香剂掩盖不良气味。

◇ 饮食宜清淡，避免食用辛辣、腥膻等刺激性食物。

◇ 狐臭带来的特殊臭味，会让患者不可避免地遭到他人的疏远乃至嘲笑，影响患者的心理健康，甚至导致严重的自卑、抑郁、焦虑等心理障碍。家属要关注患者的心理健康，关心、体贴患者，使其以良好的心态面对疾病。

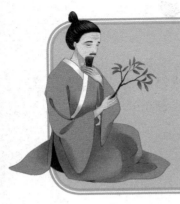

银屑病

银屑病俗称"牛皮癣"，是由多种因素相互作用引起的慢性鳞屑性皮肤病。

症状表现

银屑病典型的症状是鳞屑性红斑或斑块，可遍及全身，但以四肢的肘、膝关节伸侧及头皮多见。丘疹的顶部有鳞屑，如果剥掉鳞屑银白色更为明显，冬天较为严重，夏天较轻，并且会反复发作。临床上，多见于青壮年。

病发原因

银屑病的病因还不十分清楚，目前已知银屑病是由环境因素、遗传因素共同作用引起的，也可能与病毒、细菌感染、代谢障碍、内分泌失调、精神因素等有关。中医认为银屑病属于"白疕""松皮癣"等病的范畴，主要是由肺脾湿热、复感风湿热邪、蕴郁肌肤所致，或因营血不足、血虚风燥、肌肤失养导致的。

贴敷穴位

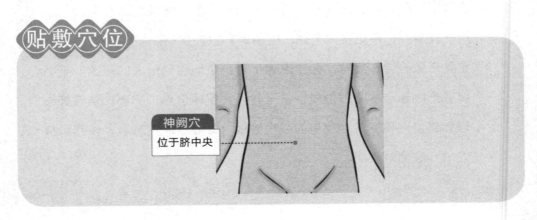

神阙穴
位于脐中央

外敷处方

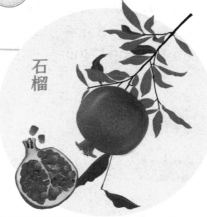

石榴

方一

处 方 石榴皮粉 25 克，樟脑、苯酚（石炭酸）各 1 克，凡士林 500 克，麻油 10 毫升。

适应证 银屑病。

用 法

将前三味药物研为细末，加入凡士林、麻油搅拌成糊膏状，敷在患处即可。每日 2 ~ 3 次。

方二

处 方 槟榔 9 克，全蝎、斑蝥各 3 克，蝉蜕 2 克，五味子、冰片各 2.5 克，白酒 150 毫升。

适应证 银屑病、神经性皮炎及慢性湿疹。

用 法

将前六味药物浸入白酒 1 周，取药酒涂患处，早晚各 1 次。

方三

处 方 白及 30 克，五倍子 60 克，老陈醋适量。

适应证 银屑病。有皮损者不用。

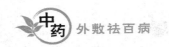

▶用　法

　　将白及、五倍子分别捣成细末，然后把五倍子粉与陈醋混合在一起，呈稀汤状，放在锅内用文火煎熬，等到稍微变稠后，加入白及粉，直到变成糊状备用。使用时，将药糊涂敷于患处即可。

方四

▶处　方　　土茯苓、生地黄各 20 克，黄丹 30 克，飞辰砂 2 克，麻油 200 毫升，黄蜡 50 克。

▶适应证　　寻常型银屑病。

▶用　法

　　前四味药物共研细末，接着将麻油煎沸，加入黄蜡，煎至不起黄沫为度。离火，缓缓将药末投入，调匀成膏状装瓶备用。用时取适量药膏搽敷在患处，同时用频谱治疗仪照射 20 分钟（如果病灶较大可以适当延长时间）。每日 1 次，30 日为 1 个疗程，可连续进行 2 ~ 3 个疗程。

健康小贴士

◎　患者应保持皮肤清洁，平时使用温和的护肤品，有利于缓解症状。

◎　脱屑时，切忌用水强行剥落，以免造成感染。

◎　患者应注意饮食调节，多吃蔬菜和水果，多喝水。

◎　若患有银屑病，忌喝酒、吸烟。

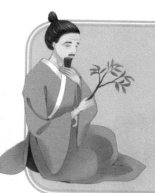

神经性皮炎

神经性皮炎是由多种因素引起的慢性炎症性皮肤病。

症状表现

神经性皮炎多见于成年人，以一阵一阵的剧烈瘙痒为主要症状表现，多发生在颈部。初起时会出现程度不等的局部瘙痒，如果搔抓剧烈，会出现红色斑丘疹，高出皮肤表面，密集成片。该病病程缓慢，时轻时重，且容易反复发作。

病发原因

神经性皮炎的病因尚不清楚，多与精神因素有关，搔抓以及过度摩擦会加重病情。中医认为，神经性皮炎属于"牛皮癣""摄领疮"等病的范畴，多由七情内伤，郁久化热，或风、湿、热邪侵袭，导致营卫不和、肌肤失养所致。

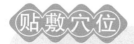

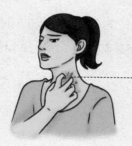

阿是穴

又称不定穴或压痛点，穴位一般都是随病而定

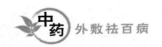

外敷处方

方一

处　方　连翘、独活、五倍子、黄柏各 20 克，大风子肉、白鲜皮各 50 克，防风、苍术、苦参各 15 克。

适应证　神经性皮炎。

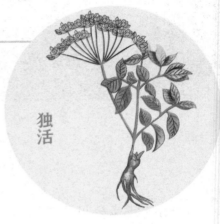

独活

用　法

以上药物研为细末，分成两包，并用双层纱布包好，隔水蒸 15 分钟，先取出一包药物，蒸敷在患处，2 ~ 3 分钟后，将此包放入锅中再蒸（保持热度 50 ~ 70℃），再取出另一包药物蒸敷，交替使用这两包药物。每次蒸敷需要 30 分钟，每日 1 次，每贴药可用 5 ~ 7 次，20 日为 1 个疗程。

方二

处　方　水蛭、硫黄各 30 克，冰片 3 克，菜籽油适量。

适应证　神经性皮炎。

用　法

将水蛭烘干，加入硫黄、冰片一同研为细末，再加入适量菜籽油调成糊状，敷在受损皮肤上，盖上纱布，用胶布固定即可。每日换药 1 次，连用 3 次。

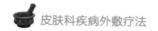

 方三

▶处　方　黄升 3 克，黄柏 6 克，白矾少许，凡士林适量。
▶适应证　摄领疮，松皮癣（神经性皮炎）。

▶用　法

　　将前三味药物共研细末，用凡士林调成 30% 软膏备用。用时取适量药膏局部外敷，每日 1 ~ 2 次。

健康小贴士

◎　患者切忌搔抓患处，那样只会加重病情。可以在患处敷凉爽的敷料，减缓瘙痒。

◎　患者平时要注意休息，保持良好的心态，避免精神压力过大。

◎　平时应注意个人卫生，养成良好的沐浴习惯，保持皮肤清洁。

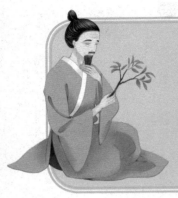

脚 气

脚气由真菌感染引起，是一种常见的癣类皮肤病。

症状表现

脚气通常发生在两侧足底及脚趾之间，以水疱和脱屑为主要症状，并伴有局部瘙痒。严重的患者还可出现糜烂、渗液等症状。脚气具有传染性，感染还可能扩展到全身其他部位，如腋下、腹股沟等。一些患者用不洁的手抠脚趾，还会引发脚气感染。

病发原因

脚气是由真菌侵入足部表皮而引起的。脚气的发生与密切接触患者的用品（如拖鞋、浴盆、拭脚布、搓脚石等）有关，患者分离出的致病菌主要有红色毛癣菌和须癣毛癣菌，也可分离非皮肤癣菌的白色念珠菌等。另外，如果长时间待在潮湿的环境中，也可能引发足癣。

中医称足癣为"脚湿气"，主要是由外感湿邪风毒，或饮食厚味所伤，积湿生热，流注腿脚而导致的。

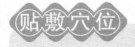 贴敷穴位

阿是穴

又称不定穴或压痛点，穴位一般都是随病而定

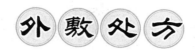

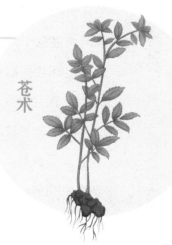

外敷处方

方一

处　方　黄丹、五倍子（煅）各等份。

适应证　脚气。

用　法

　　将黄丹研为细末，再将五倍子用微火烤干，将其研为细末，然后将两种药粉混合后装入瓶中备用。使用时，将脚清洗干净并擦干，贴上此药即可。

方二

处　方　羊蹄根（土大黄）200 克，枯矾 50 克，植物油适量。

适应证　手癣、足癣、体癣。

用　法

　　将前二味药物研为细末，直接撒于患处或者与植物油混合调涂患处即可。

方三

处　方　萆薢、蛇床子、地肤子、黄精、藿香各 50 克，白鲜皮 40 克，苦参、黄柏、苍术、百部各 30 克，防风 20 克，荆芥穗、白矾各 10 克，冰片 3 克。

适应证　脚气。

苍术

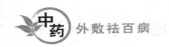

▶ 用 法

　　以上药物研为细末，装入瓶中备用。先用水清洗干净患处并擦干，保持适当湿度，立即敷上此药末，反复擦拭，再次涂抹少量药末。每日 1 ~ 2 次，7 日为 1 个疗程。

方四

▶ 处　方　川黄连（碎）、升麻各 30 克，五倍子（碎）45 克，酒精（75%）500 毫升。

▶ 适应证　足癣。

▶ 用 法

　　先将前三味药物放入酒精中浸泡 4 ~ 6 天，滤出药渣，可再将药渣浸入酒精浸泡（酒精要浸没药渣），1 周后滤除药渣，将两次药液合在一起。用时先用消毒棉抹干患处，将纱布浸满药液后敷在患处，每隔 2 ~ 4 小时换药 1 次。

健康小贴士

◎ 要保持脚的清洁干燥，穿透气好的鞋袜，勤洗勤换。

◎ 平时应注意个人卫生，不与他人共用拖鞋、浴巾等日常用品。

◎ 足部出汗较多时可局部使用抑汗剂，如硝酸咪康唑散等，以起到吸汗、抗真菌的效果。

◎ 脚气非常容易复发，及早就诊并配合医生规范治疗，调整生活习惯，多数预后良好。如果患者合并其他疾病（如糖尿病等），应该及时到相关科室治疗。

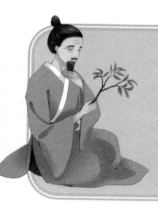

鸡 眼

鸡眼是一种常见的皮肤病，多发于足部，由足部长期受摩擦和压迫以致角质层增生所致。

症状表现

患处表现为淡黄色或深黄色的角质增生物，如蚕豆或者豌豆大小，表面光滑且有明显的皮纹，中央可有坚硬或软的内核，走路时产生明显的疼痛感。好发于足掌接触鞋底的着力点，双足可同时发生，不具有传染性。

病发原因

鸡眼的形成与足部受到长期机械性刺激有关，如长途步行，鞋不合脚，局部长期摩擦、受压等。中医认为，鸡眼的病因是足掌、足趾或手指长期受压和摩擦等机械性刺激后，导致气血运行不畅，引起局部皮肤增厚。

贴敷穴位

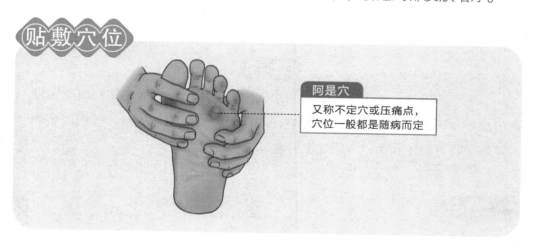

阿是穴
又称不定穴或压痛点，穴位一般都是随病而定

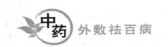

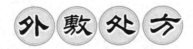

外敷处方

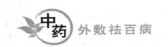 方一

处　方　大蒜头 1 个，葱白 10 厘米，花椒 3 ~ 5 粒。

适应证　鸡眼。

用　法

　　将以上药物捣烂成泥状，敷在鸡眼上。另外，用卫生纸搓成一条，围绕药泥，确保药泥集中在病变部位，并用胶布包扎，密封，不要漏气。24 小时后，去除胶布和药泥。经过 3 日，鸡眼开始变黑，逐渐脱落，最长不超过半个月就能完全脱落。有时 1 次使用无效，可以再用 1 次，最多使用 2 次就能痊愈。

方二

处　方　荞麦面粉 30 克，荸荠 1 个。

适应证　鸡眼。

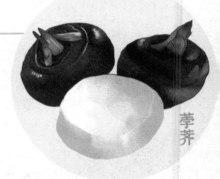

荸荠

用　法

　　将荸荠捣烂，加入荞麦面粉和水调匀后备用。用时先用淡盐温开水浸泡患处，再去除角质层，将药糊敷在鸡眼上，外面盖上纱布，并用胶布固定好。每日换 1 次药，一般 3 次可愈。

方三

处　方　蜂胶适量。

适应证 鸡眼。

用 法

先将患处放在热水中浸泡，并削去表层受损的组织，然后将一块稍大于患部的小饼状蜂胶紧贴在患处，用胶布固定，隔 6 ~ 7 日后鸡眼会自行脱落。鸡眼脱落后，还需要再贴药 6 ~ 7 日，直到患处的皮肤完全恢复为止。

方四

处 方 鸦胆子 11 ~ 13 粒，水杨酸粉 1.5 克。

适应证 鸡眼。

用 法

将鸦胆子去壳并捣碎，与水杨酸粉混合搅拌均匀，放在胶布上。再取 1 块胶布，裁剪中央部分，贴在患处，使患处正好露出，然后将带有药物的胶布贴上，10 日后换药 1 次。贴敷期间，避免接触水或者出汗，以免出现感染糜烂。

健康小贴士

◎ 患者需保持生活环境的清洁、干爽，穿宽松、柔软的鞋袜，鞋内可垫厚软的鞋垫或海绵。

◎ 患者应减少长时间行走或站立，避免挤压、摩擦患部。

◎ 鞋子应该买鞋尖宽大、脚趾能完全伸直且可稍微活动的，同时要求通气性好。新鞋应无不适感觉才可以每日穿用。

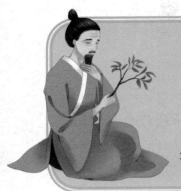

毛囊炎

毛囊炎是毛囊细菌感染发生的炎症性皮肤病。

症状表现

毛囊炎多发于头皮、胸背、面部、四肢和臀部。初期患处会突然出现红色丘疹，中间有毛发穿过，形状像粟粒，分散或聚集在一起，周围有红色的晕圈，会时不时感到痒痛。数日后疮顶可出现白色脓头，疼痛加剧，疮周围的皮肤可能会变红或有脂水渗出。一般5~7天可吸收、干燥、结痂，治愈后不会留下瘢痕。

病发原因

毛囊炎可分为化脓性毛囊炎和非化脓性毛囊炎，化脓性毛囊炎主要是由葡萄球菌侵入毛囊引起的；非化脓性毛囊炎多与职业或某些治疗因素有关。常见的毛囊损伤（如皮肤外伤、刮胡子、摩擦皮肤、痤疮及湿疹）也会导致毛囊炎。中医认为，毛囊炎的病因与湿热毒邪、体质虚弱、局部皮肤不洁等因素有关。

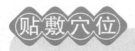

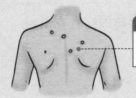

阿是穴

又称不定穴或压痛点，穴位一般都是随病而定

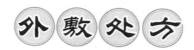

外敷处方

方一

处 方 五倍子末 3 克，冰片末 1.5 克，鸡蛋黄 2 个。

适应证 毛囊炎。

用 法

先将鸡蛋煮熟，取出蛋黄捣碎，放在铁勺里，用文火将其炒至变焦，然后用武火炒至出油，去除渣滓并保留蛋黄油。把五倍子末、冰片末，加入蛋黄油中，搅拌成粥状备用。使用前将患处清洗干净，涂上药膏。每日 1～2 次，直到康复为止。

方二

处 方 生大黄、黄柏、姜黄、白芷各 25 克，天南星、陈皮、苍术、厚朴、甘草各 10 克，天花粉 50 克，蜂蜜或茶水、凡士林各适量。

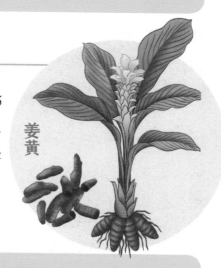

姜黄

适应证 毛囊炎。

用 法

将前十味药物研为细末，用蜂蜜或茶水，或加入 50%～70% 的凡士林，调成膏状，外敷在患处即可，每日 1 次。

方三

处 方 白矾 60 克，铜绿、黄丹、松香各 15 克，猪鬃 30 克，香油适量。

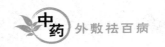

适应证 毛囊炎。

用 法

将白矾、松香放入铁锅或铁勺中，加热使其熔化。将猪鬃烧成灰，连同黄丹、铜绿撒在锅或勺中，搅拌均匀，待凉后研为细末备用。取适量药末，用香油调匀，外敷在患处，包扎固定，每日 1 ~ 2 次。

方四

处 方 大青叶 60 克，乳香、没药、黄柏、生大黄、明矾、樟丹、川黄连、铜绿、胆矾、芙蓉叶、五倍子各 30 克，凡士林适量。

适应证 毛囊炎。

用 法

将前十二味药物共研细末，加凡士林调成膏状备用。用时取适量药膏敷于患处。

健康小贴士

◎ 患者平时应注意清洁，勤洗手，勤洗毛巾、床上用品等，不可与他人共用贴身接触的物品。

◎ 患处在头上的患者洗头时，千万不要用力搔抓，以免加重病情。洗头也不要过勤，每周 3~4 次最好。

妇科疾病

外敷疗法

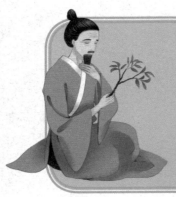

月经不调

月经不调是妇科常见的疾病，以月经周期以及经量、经色、经质异常为主要症状。

症状表现

月经不调是指月经周期、经期或出血量的异常，患者还可能伴随一些其他症状，比如疼痛感、烦躁情绪和全身不适等。

病发原因

长期处于紧张、恐惧等不良负面情绪中，可能会对下丘脑和垂体的功能产生负面影响，导致内分泌失调，并出现月经不调的问题。长期使用各种避孕药物也可能会对身体正常功能造成影响，从而引发月经失调。许多全身性疾病（如子宫肌瘤、高血压、肝病、流产、生殖道感染等）都可引起月经失调。中医认为，月经不调主要是由气血虚弱或肝肾亏损或气血运行不畅引起的。

贴敷穴位

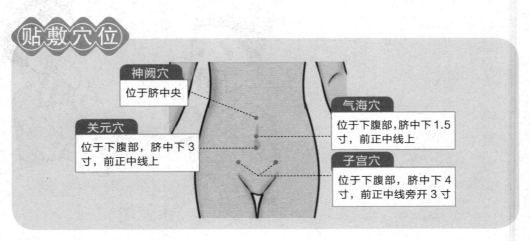

神阙穴
位于脐中央

关元穴
位于下腹部，脐中下 3 寸，前正中线上

气海穴
位于下腹部，脐中下 1.5 寸，前正中线上

子宫穴
位于下腹部，脐中下 4 寸，前正中线旁开 3 寸

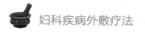

外敷处方

方一

处方 桃仁、红花、当归、香附、白芍、肉桂、吴茱萸、小茴香、郁金、枳壳、乌药、五灵脂、蚕沙、蒲黄、熟地黄各6克，酒适量。

适应证 气郁血瘀型月经过少及痛经等。

用法

前十五味药物研为细粉，用酒调匀后，敷在肚脐上，再用纱布、胶布固定，每2日更换1次。

方二

处方 乳香、没药、白芍、牛膝、丹参、山楂、广木香、红花各15克，冰片1克，生姜汁或黄酒适量。

适应证 气滞血瘀型月经不调。

用法

将前八味药物烘干，研为细末，过筛，再加入冰片调拌均匀，装入瓶中备用。使用时取药末20克，加入适量生姜汁或黄酒，调成稠膏，敷在神阙穴及子宫穴上，放上塑料薄膜，盖上纱布，用胶布固定，2日换药1次。3个月为1个疗程。

方三

处方 鲜益母草200克，党参、当归、制香附、丹参、熟地黄、白术、五灵脂（炒）、生地黄各100克，陈皮、青皮、乌药、柴胡、

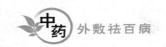

牡丹皮、地骨皮、川芎、酒芍、半夏、麦冬、黄芩、杜仲、
续断、延胡索、红花、川楝子、
苍术各 50 克，没药、远志肉、
炒枳壳、吴茱萸、黄连、厚朴、
茴香、木通、木香、官桂、
甘草各 25 克，炮姜 15 克，
雄乌鸡骨（竹刀破腹去毛杂
或用全副骨亦可）1 只，牛胶
100 克，麻油、黄丹各适量。

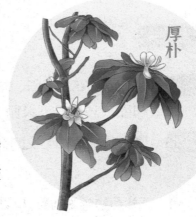

厚朴

适应证 月经不调。

用 法

前三十九味药物用麻油熬制，然后用黄丹收成膏状，再加入牛胶蒸化，
搅拌均匀。使用时，贴在脐下（大约气海穴、关元穴的位置）即可。

健康小贴士

◎ 月经不调患者应规律作息，注意个人卫生，及时增添衣物，避免受
冷受寒。

◎ 患者应适当进行锻炼，增强自身免疫力，提高抗病能力；还应保持
心情舒畅，学会自我调节，避免出现不良情绪。

◎ 患者不要吃生冷及辛辣食物，注意劳逸结合，经期要避免性生活。

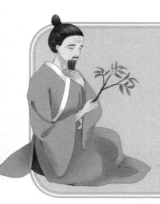

痛 经

月经期间或行经前后出现的腹部及腰部疼痛，这种疼痛会反复发作。

症状表现

痛经分为原发性痛经和继发性痛经。原发性痛经也被称为功能性痛经，多见于未婚妇女。一般情况下，疼痛会在月经开始前几个小时发生，并在月经开始时疼痛加重，持续几个小时甚至数天；继发性痛经多见于已婚妇女，这种痛经除了具有原发性痛经的症状外，还伴随着原发性疾病的症状。

病发原因

不同类型的痛经病因也不相同，原发性痛经主要与月经来潮时子宫内膜前列腺素含量增高有关，继发性痛经是由盆腔炎症、肿瘤或子宫内膜异位症等引起的。中医认为，痛经属于"经行腹痛"的范畴，与冲任、胞宫的周期性生理变化密切相关。

贴敷穴位

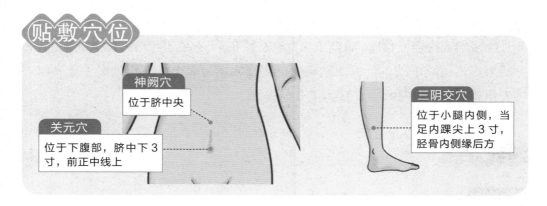

神阙穴
位于脐中央

关元穴
位于下腹部，脐中下 3 寸，前正中线上

三阴交穴
位于小腿内侧，当足内踝尖上 3 寸，胫骨内侧缘后方

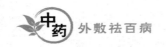
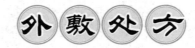

外敷处方

方一

处 方 当归、川芎、延胡索、牡丹皮、赤芍、香附、丹参、五灵脂、蒲黄、冰片各 1 克，鸡蛋清、正红花油各适量。

适应证 原发性痛经。

用 法

将前十味药物研为细末，搅拌混合，加入适量鸡蛋清及正红花油，调成膏状，贴在关元穴上，盖上纱布，并用胶布固定。从月经前的第 3 日开始外敷，24 小时换药 1 次，3 日为 1 个疗程，一般用 1~2 个疗程就能康复。

方二

处 方 丁香、肉桂、延胡索、木香各 30 克。

适应证 痛经。

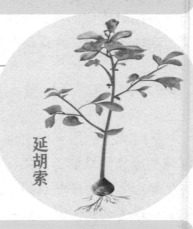

延胡索

用 法

将以上药物研为细末，过 100 目筛，均匀混合后储存在瓶中备用。当月经来潮或疼痛发作时，将药末 2 克放在胶布上，贴在脐下 3 寸的关元穴上。如果疼痛持续不减，可以加贴双侧三阴交穴。每隔 1 日换药 1 次（夏天每天换药 1 次），每月贴 6 日为 1 个疗程。

方三

处 方 云南白药、白酒各适量。

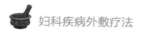

适应证 气滞血瘀型痛经。

用 法

将云南白药和白酒混合在一起，调成稀糊状，贴在肚脐上，再用纱布包扎，用胶布固定，上面放一个热水袋。每日 2 ~ 3 次，每次 10 ~ 15 分钟，每日换药 1 次，连续 3 ~ 5 日。

方四

处 方 山楂 100 克，葛根浸膏 10 克，甘草浸膏 5 克，白芍 150 克，乳香、没药浸液 70 毫升，鸡血藤挥发油 4 毫升，冰片少许，醋或黄酒适量。

适应证 痛经。

用 法

前四味药物烘干研粉，加入乳香、没药浸液，烘干后再加入鸡血藤挥发油、冰片拌匀备用。月经来潮前 2 日（或初感痛时），取 0.2 克，用醋或黄酒调成糊状，敷在神阙穴上。

健康小贴士

◎ 饮食方面，多吃一些温性食物，多喝红糖水。

◎ 患者要注意腹部保暖，避免着凉，远离潮湿环境。

◎ 患者平时要适当锻炼身体，增强体质，保持良好的心情。

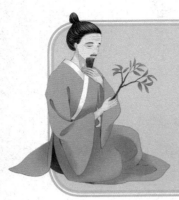

闭 经

闭经是妇科疾病中常见的症状，指从未来过月经或月经周期建立后又停止的现象。

症状表现

闭经分为原发性闭经和继发性闭经两类。原发性闭经指年满 16 岁，尽管身体有第二性征的发育，但没有来过月经的人，或年龄已经超过 14 岁但没有第二性征发育及月经的情况；继发性闭经指月经停止 3 个周期或 6 个月以上还没有来过月经的人（不包括妊娠、哺乳和绝经期的情况）。

病发原因

长期处于紧张、恐惧、忧虑等不良负面情绪中，可能会对下丘脑的功能产生负面影响，从而引起闭经。体重过轻或肥胖均会干扰体内激素的正常水平，从而导致闭经。生殖器官某些病变（如子宫内膜损伤、多囊卵巢综合征等）也会引起闭经。中医认为，闭经分为虚、实两类。虚证主要由心脾亏损、经血衰少引起；实证主要由气滞血瘀引起。

贴敷穴位

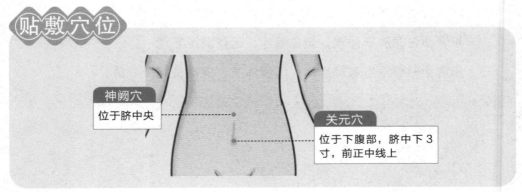

神阙穴
位于脐中央

关元穴
位于下腹部，脐中下 3 寸，前正中线上

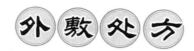

外敷处方

方一

处方 臭梧桐皮 1500 克，阿魏 90 克。

适应证 闭经。

用法

先将臭梧桐皮用水煎煮，提取浓汁，加入阿魏煎熬，制成膏状，涂在 3 厘米见方的纱布上，贴在患者的关元穴上。连敷 2 ~ 3 日为 1 个疗程。

方二

处方 益母草 120 克，月季花 60 克。

适应证 闭经。

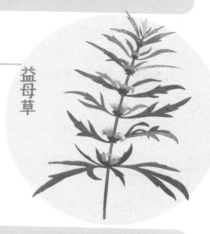

益母草

用法

将以上药物加水煎煮，去除药渣只留下煎煮过的药液，趁温热用 2 条厚毛巾泡在药汁内轮流取出来，拧干毛巾上的药汁，热敷肚脐及下腹部，让小腹感到温热舒适最好。通常敷药后 4 ~ 6 小时，月经即可通畅。

方三

处方 蛴螬（焙干）1 个，威灵仙（烤干）10 克，白酒适量。

适应证 血瘀型闭经。

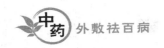

▶用 法

　　将蜣螂、威灵仙研为细末，加入白酒，搅拌均匀，制成膏状备用。贴在神阙穴上，约 1 小时去药，每日 1 次。

方四

▶处 方　　蚕砂 30 克，人工麝香 0.5 克，黄酒适量。

▶适应证　　闭经不通，原发性闭经或继发性闭经。

▶用 法

　　先将人工麝香研末备用，再将蚕砂研末用黄酒适量调制成膏。先取人工麝香 0.25 克填入脐中，再取药膏敷于脐上，纱布覆盖，用胶布固定。2 日换药 1 次，直至病愈。

健康小贴士

◎　患者应合理安排饮食，多食富含蛋白质和维生素的食物，忌过食辛辣刺激性食物。

◎　患者应多休息，保证充足睡眠，避免过度劳累，可以适当运动，增强体质。

◎　一些女性为了保持身材，会刻意缩减饮食，但是在短时间内大量减食，虽然体重会减轻，却有造成闭经的风险，影响生育功能，被称为体重减轻性闭经或减食性闭经。因此，女性减肥不要操之过急，也不要短时间内大量减食。

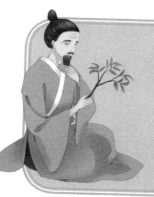

崩 漏

崩漏（现代医学称为功能性子宫出血），是指女性来月经时阴道流血不止的病症。

症状表现

崩漏在青春期妇女、更年期妇女中多见。凡是卵巢功能失调导致子宫异常出血，都可以根据崩漏辨证论治。本证如果持续出血时间较长，常与妇科肿瘤有关。如果老年妇女发生崩漏，应及时进行妇科检查，以确定与肿瘤是否有关。

病发原因

崩漏通常是由于调节生殖的神经内分泌机制出现异常而导致的子宫出血，而全身及内外生殖器官并不会出现任何器质性病变。中医认为，崩漏的原因很多，包括血热、气虚、肝肾阴虚、血瘀、气郁等损及冲任，导致冲任气虚不摄等。

贴敷穴位

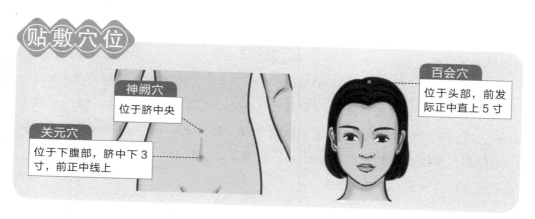

百会穴
位于头部，前发际正中直上 5 寸

神阙穴
位于脐中央

关元穴
位于下腹部，脐中下 3 寸，前正中线上

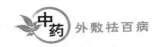

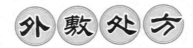

外敷处方

方一

处　方　蓖麻仁 30 克，蓖麻叶 2 张。

适应证　崩漏。

> **用　法**
>
> 　　将蓖麻仁打碎，与蓖麻叶一起捣烂，呈浓稠的膏状。把药膏分成两份，分别贴在百会穴、神阙穴（肚脐）上，盖上纱布，用胶布固定。1 日换敷 1 次，贴至血停为止。止血后迅速使用黄芪、党参各 30 ~ 45 克，煎成药汤频服，连续使用 5 ~ 7 日，以巩固疗效。

方二

处　方　香白芷、小茴香、红花各 40 克，肉桂、细辛各 30 克，延胡索 35 克，当归 50 克，益母草 60 克，樟脑、乳香、没药各适量，酒精、黄酒各适量。

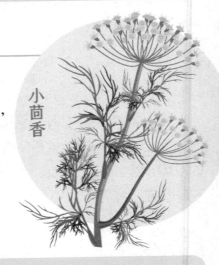

小茴香

适应证　肾阳虚衰之崩漏。

> **用　法**
>
> 　　先将乳香、没药放入的酒精（95%）中浸泡，再将前八味药物与水煎 2 次，将煎煮得到的液体浓缩成稠膏状，溶在适量的乳香、没药汁液中，加热药液，烘干后研为细末，添加樟脑封存。使用时，取 9 克药末，加入数滴黄酒，搅拌成糊状，敷在肚脐上，并固定好。药物干燥后，则调换 1 次，一般连用 3 ~ 6 次即可痊愈。

方三

处　方　艾叶、食盐各等份，食醋适量。
适应证　虚寒型崩漏。

用　法

将艾叶、食盐研为粗末，加入食醋，用火炒热后，装入布袋中备用。使用时趁热将药袋敷在神阙穴上，用纱布包扎固定。

方四

处　方　生地榆 50 克，生地黄炭、花蕊石各 9 克，当归 15 克，陈醋适量。
适应证　血热型崩漏。

用　法

前四味药物共研细末，用陈醋调成膏状备用。用时取药膏 20 克，分贴于中极穴和神阙穴上，外面盖上纱布，并用胶布固定好，每日换 1 次药，至阴道血止为度。

健康小贴士

◎　患者需要卧床休息，当出血量减少或停止时，可以适度活动，但不要过度劳累或剧烈运动，以防止出血症状加剧。如果情况严重，应该平躺，并服用药物来止血。

◎　在饮食方面，可以增加富含高蛋白、铁和微量元素食物的摄入，如猪肝、菠菜、木耳和红枣等，避免饮酒或进食辛辣刺激性食物。

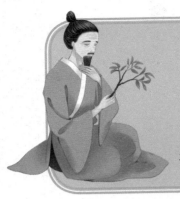

妊娠呕吐

妊娠呕吐指妊娠后出现恶心呕吐的现象，属于早孕反应中的一种常见症状。

症状表现

患者在妊娠初期，会出现呕吐酸水或苦水、胸部紧闷、胁部疼痛、打嗝叹息、头胀而晕，或者表现为妊娠以后恶心呕吐、食欲不振、嗜睡等症状。如果患者感到恶心嗜酸，并在早晨偶尔呕吐痰涎，这是正常的妊娠早期反应，一般 12 周后，这种情况会逐渐消失。

病发原因

妊娠呕吐的病因尚不明确，多与绒毛膜促性腺激素水平增高、甲状腺功能改变以及孕妇的精神状态有关。中医认为，妊娠呕吐是由于冲脉之气上逆，胃失和降引起的。

贴敷穴位

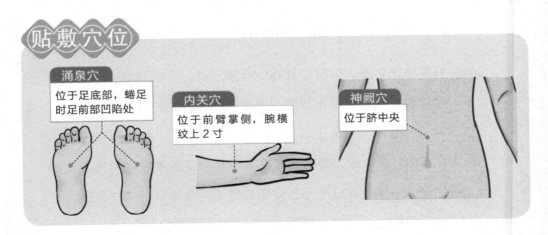

涌泉穴
位于足底部，蜷足时足前部凹陷处

内关穴
位于前臂掌侧，腕横纹上 2 寸

神阙穴
位于脐中央

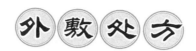

外敷处方

方一

▶处　方　吴茱萸 15 克，鲜生姜 30 克。
▶适应证　肝热犯胃型妊娠呕吐。

▶用　法

先将吴茱萸磨成细粉，然后加入鲜生姜，搅拌均匀，捣烂成糊状，敷在涌泉穴（双侧）上，盖上纱布，用胶布固定，每日 1 换，7 日为 1 个疗程。

方二

▶处　方　丁香 15 克，半夏 20 克，生姜 30 克。
▶适应证　各型妊娠呕吐。

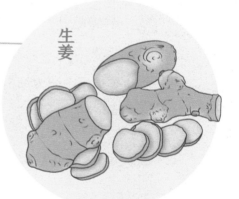

生姜

▶用　法

将丁香、半夏研为细末，用生姜煮出浓汁，加入药末后调成糊状，取适量涂在脐部，盖上纱布，用胶布固定。

方三

▶处　方　刀豆子 5 个，白蔻 3 克，生姜汁、生紫苏叶汁、生萝卜汁各 1 小杯，黄酒适量。

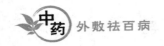

◗适应证　妊娠呕吐。

◗用　法

　　前二味药物共研细末，将生姜汁、紫苏叶汁、生萝卜汁混合在一起后加入药末，搅拌均匀捣成厚膏状备用。用时取适量药膏加黄酒炒热，接着趁热将药膏敷在神阙穴上，外面盖上纱布，并用胶布固定好，每日换 1 ~ 2 次药，通常敷药 1 ~ 2 次后症状即会缓解，如果没有缓解就继续贴敷。

方四

◗处　方　生姜 6 克，清水适量。
◗适应证　妊娠呕吐。

◗用　法

　　将生姜烘干，研为细末，并将粉末过筛，加入适量水，调成糊状，敷在内关穴上。

健康小贴士

◎ 孕妇要保持良好的饮食习惯，戒除不良的嗜好，保持心情轻松愉快。

◎ 患者可以吃一些柠檬、苹果，对缓解呕吐有帮助。忌食辛辣刺激性食物，如辣椒、大蒜等。

◎ 孕妇不能节食，以免造成胎儿营养不良，影响胎儿生长发育。

◎ 孕前 3 个月服用维生素、微量元素及叶酸制剂，可降低妊娠期发生恶心、呕吐的概率，即使出现这些症状，也会比较轻微。

◎ 保持居室清洁、安静、舒适。

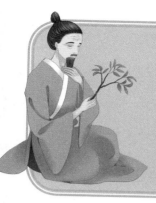

不孕症

不孕症是一种生育障碍，指夫妻在未采取任何避孕措施的情况下，经过一年或一年以上的正常性生活仍然无法怀孕的现象。

症状表现

不孕症分为原发性不孕和继发性不孕两类。从未受孕者称为原发性不孕症；曾经妊娠过，后来没有采取任何避孕措施，连续1年以上不孕者，称为继发性不孕症。

病发原因

造成不孕的原因是多方面的，常见的有排卵障碍、输卵管异常、子宫异常、子宫颈异常等因素。中医认为，不孕症属于"不孕""无子"等病的范畴，多因素体虚弱、肝肾不足，以致宫虚不孕，或情志失调、气机不畅所致。

贴敷穴位

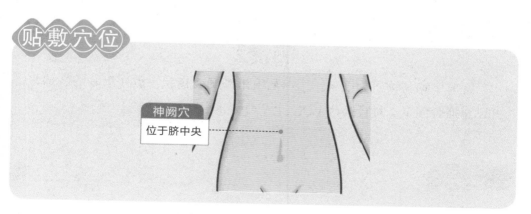

神阙穴
位于脐中央

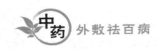
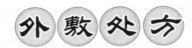

方一

处　方　食盐 30 克，川椒、熟附子各 15 克，生姜 5 ~ 10 片，艾炷 21（如黄豆大）壮。

适应证　胞宫寒冷，久不受孕。

用　法

先将食盐研细末待用，次将川椒、附子共研细末，装瓶备用。用时取食盐 15 ~ 30 克填入脐窝，艾炷置食盐上点燃灸 7 壮，继之去除脐中食盐，再以川椒、附子末填入脐孔内，以生姜片覆盖于脐上，再用艾炷置脐上灸之，连续灸 14 壮。每日 1 次，7 日为 1 个疗程。

方二

处　方　食盐 30 克，巴戟天、制附子、肉桂、淫羊藿、香附、紫石英各 10 克，小茴香、川芎各 6 克，麝香 0.1 克，白酒（或米汤）适量。

适应证　不孕症。

用　法

将前十味药物研为细末，用白酒或米汤调成糊状，敷在患者的脐部，并贴止痛膏固定。每日换药 1 次，1 个月为 1 个疗程。

方三

处　方　五灵脂、白芷、青盐各 6 克，麝香 0.3 克，荞麦粉、温水各适量。

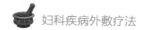
◗适应证 不孕症。

◗用　法

前四味药物研为细末。用荞麦粉加入温水调和，搓成面条状，圈在脐部上，将药放入其中，接着进行艾灸，待脐内出现微温的感觉即可。每日1次，7日为1个疗程。

健康小贴士

◎ 首先需要明确诊断患者是原发性不孕还是继发性不孕，也要分清是男性不育还是女子不孕，然后才能采取有针对性的治疗方法，提高治疗效果。

◎ 患者要合理膳食，多进食保胎食物，如扁豆、母鸡、桂圆等，少食油炸、辛辣食品等。

◎ 女性不孕者要对排卵进行监测，在排卵期间同房，可以增加怀孕机会；男性要避免穿紧身裤，不去泡热水澡、蒸桑拿，也有利于增加怀孕机会。

◎ 高强度锻炼的患者若有不孕的情况，要适当减少体育锻炼。

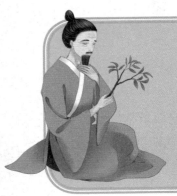

习惯性流产

习惯性流产是指妇女发生 3 次或 3 次以上自然流产，中医称为"滑胎"。

症状表现

习惯性流产早期阴道会有少量出血或轻微的下腹疼痛，淋漓不断，血量较少；晚期阴道出血量增加，腰酸、小腹坠胀加重，这是滑胎的征兆。

病发原因

习惯性流产的病因比较复杂，主要包括孕卵或胚胎发育异常、孕妇内分泌功能失调、子宫病变、创伤、全身性疾病、母儿血型不合等因素。中医认为，习惯性流产多由肾气不足、冲任不固、不能摄血养胎或跌扑损伤、气血不和引起。

贴敷穴位

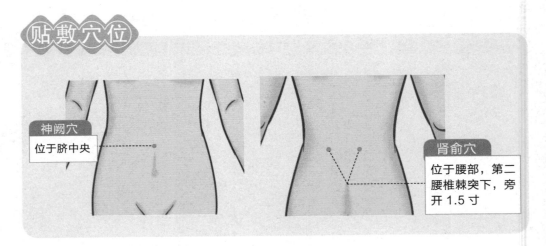

神阙穴
位于脐中央

肾俞穴
位于腰部，第二腰椎棘突下，旁开 1.5 寸

外敷处方

方一

处　方　当归、黄芩（酒炒）、益母草各50克，生地黄400克，白术、续断各30克，甘草15克，白芍（酒炒）、黄芪、肉苁蓉各25克，麻油1000毫升，白蜡50克，黄丹250克，飞龙骨50克。

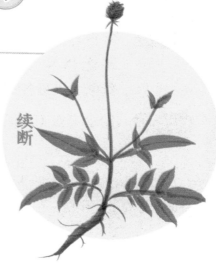

续断

适应证　习惯性流产。

用　法

前十味药物用麻油浸泡7日，把药物熬成膏状（炸焦去渣）。加白蜡，再熬三四沸；再加入黄丹，继续熬；最后加飞龙骨，搅拌均匀。把碗口大小的药膏摊到大红缎上，贴在神阙穴上，14日换1次药，贴至孕8个月为宜。

方二

处　方　大黄、芒硝、板蓝根、浮萍、海蛤粉各6克，黄酒适量。

适应证　孕后阴道下血，胎动不安，有滑胎之兆。

用　法

将前五味药物研为细末，加入黄酒，调成糊状。将制成的药膏敷在患者的脐中，盖上纱布，用胶布固定。隔日换药1次。

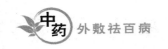

方三

处　方　党参、酒当归各 64 克，熟地黄 96 克，酒黄芩、怀山药、白术各 48 克，酒川芎、酒白芍、陈皮、紫苏梗、香附、杜仲、续断、贝母各 15 克，麻油、黄丹各适量。

适应证　胎动不安（虚证）。

用　法

用麻油熬制前十四味药物，用黄丹收膏，贴在肾俞穴上。2 日换药 1 次，1 个月为 1 个疗程。

健康小贴士

◎　习惯性流产患者怀孕后不要提重物，也不能跑跳，平时多休息，避免过度劳累。

◎　流产对患者心理上的打击是巨大的，夫妻双方需要互相支持和理解。有些女性可能会出现抑郁症状，在这种情况下，应及时寻求心理医生的帮助。

◎　孕妇应该改正吸烟、酗酒、过量饮用咖啡、滥用药物等习惯。

◎　精神紧张、情绪消极、抑郁等，都可能提高流产的风险，所以孕妇一定要保持开朗、乐观的心态。

◎　孕期尽量避免性生活，也不要自慰。如果医生允许进行性生活，建议在性交时服用维生素 E，防止子宫痉挛性收缩。

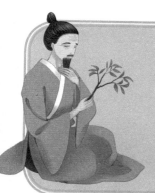

更年期综合征

更年期综合征也被称为围绝经期综合征，是女性在更年期出现的一系列身心症状。

症状表现

更年期综合征的症状主要有易怒、焦虑、心烦意乱、眩晕耳鸣、健忘、心悸失眠、月经紊乱、关节疼痛等。不同患者可能出现不同程度的症状，发病年龄大多在 45 ~ 55 岁，也有一些人会提前、推后或时间延长。

病发原因

现代医学认为，本病是由于女性的卵巢功能退化引起下丘脑、垂体和性腺之间的平衡关系紊乱，进而导致的一系列全身性病理变化。中医认为，女性年过"七七"（也就是 49 岁），肾气渐衰，肾精渐虚，天癸（月经）将绝，进而脏腑经络失养、气血失调、阴阳失衡，从而引发一系列病症。

贴敷穴位

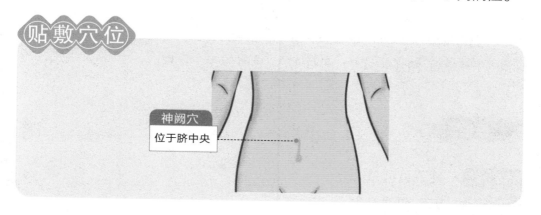

神阙穴
位于脐中央

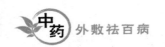

外敷处方

方一

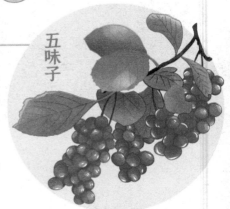
五味子

▶处 方 黄芪、浮小麦各60克，五味子
30克，防风、麻黄根、白术、
炙甘草各20克，蜂蜜适量。

▶适应证 更年期综合征，失眠多汗、五心
烦躁者。

▶用 法

将前七味药物研为细粉，搅拌均匀，取适量药粉与蜂蜜调成膏状，敷
在肚脐内，盖上纱布，用胶布固定，每天晚上睡前换药1次，可以连续使用。

方二

▶处 方 五倍子6克，郁金30克，醋适量。

▶适应证 经断前后诸症。

▶用 法

将五倍子、郁金研成细粉，加入醋，调成糊状，每次取2克，放在胶
布中间，然后贴在肚脐上，每日1次，3日为1个疗程。

方三

▶处 方 吴茱萸适量。

▶适应证 更年期综合征。

▶用　法

取吴茱萸研为细末，装入瓶中备用。在月经干净后5天左右开始用药。对神阙穴进行常规消毒，然后用吴茱萸粉填满神阙穴，再用胶布固定即可。每3天换药1次，6次为1个疗程。

方四

▶处　方　何首乌、五倍子、煅牡蛎各50克，醋适量。

▶适应证　更年期潮热汗出、腰膝酸软。

▶用　法

前三味药物研为细末，装瓶密封备用。用时取适量药末，加醋调成糊状，填入脐孔，外面盖上纱布，并用胶布固定好。每日换1次药，10日为1个疗程。

健康小贴士

◎ 患者应合理安排工作和休息，劳逸结合，保证充足睡眠，适度运动，如慢跑、散步、打太极拳等。

◎ 平时应注意饮食，可多吃一些木耳、莲子、百合等养血益气的食物。

◎ 即将步入更年期的人要清楚一点：更年期其实是一个正常的生理变化过程，持续时间较长，难免出现一些症状，过分焦虑是毫无必要的。必须减轻思想负担，用乐观、豁达的心态看待这段特殊时期。

◎ 应该多参加娱乐活动，让生活充满乐趣。还要积极改善自己的人际关系，以免产生心理障碍，保持精神愉快、情绪稳定。

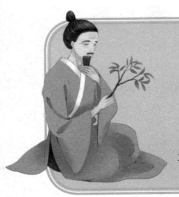

乳腺增生

乳腺增生是乳腺正常发育和退化过程失常所致的良性乳腺疾病。

症状表现

乳腺增生包括乳腺小叶增生及乳痛症，临床症状主要有乳房肿块、乳房胀痛、乳头溢液等，用手可扪及一个乃至数个肿块。处于焦虑或抑郁等不佳的心理状态时或月经前，肿块会增大。

病发原因

乳腺增生是内分泌紊乱导致的乳腺小叶、乳腺管异常增殖。中医认为本病属"乳癖"的范畴，多是由情志内伤、肝气郁结、痰瘀互结导致的。

贴敷穴位

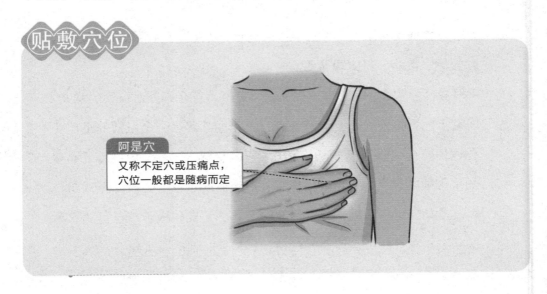

阿是穴
又称不定穴或压痛点，穴位一般都是随病而定

外敷处方

方一

处　方　乳香、没药、黄柏、大黄各等份，冰片少量，鸡蛋清适量。

适应证　乳腺增生。

用　法

前五味药共研细末，用鸡蛋清调好后敷在患处，盖上纱布后再用胶布固定。

方二

处　方　当归尾、川芎、连翘、赤芍、荔枝核、乳香、木香、皂角刺各 60 克，细辛、浙贝母各 30 克，陈醋少许。

适应证　乳腺小叶增生。

用　法

前十味药共研细末，装瓶密封备用。使用时取适量药末，用少许陈醋调成糊状，外敷患处，盖上纱布后再用胶布固定。同时使用热水袋进行外敷。每次 30 分钟，每日 2 次。药干以后可以再滴些醋，每隔 5 日换 1 次新药，从月经前 10 天开始治疗，行经之后就可以停止，连续应用 4 ~ 6 个月经周期。

方三

处　方　新鲜山药（去皮）60~90 克，麝香粉 1~1.5 克，活鲫鱼（重 60~90 克，去除内脏及骨刺）1 条。

适应证　乳腺增生。

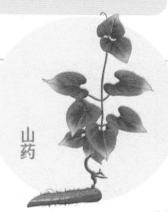

山药

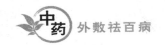

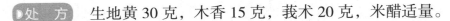

用 法

将鲫鱼与山药共捣成泥，放入容器内备用。视乳房肿块大小，剪一块稍大于肿块的双层白棉布，将药膏摊到布上，约5分硬币厚，再将0.3克麝香粉均匀撒在膏药中间，敷贴于患处，外用绷带固定。每24小时换1次药。

方四

处 方 生地黄30克，木香15克，莪术20克，米醋适量。

适应证 乳腺增生。

用 法

前三味药物共研细末备用。每次用药末适量，用米醋调匀之后敷于患处，过夜除去，连敷至病愈为止。

健康小贴士

◎ 作息应合理，饮食要保证营养充足，多吃海带、牡蛎、蘑菇、香菇、大蒜等具有一定抗肿瘤作用的食物。

◎ 要劳逸结合，保持性生活和谐，避免内分泌失调。

◎ 保持大便通畅，有一定的预防乳腺增生的作用。

◎ 多运动，防止肥胖。

男科疾病

外敷疗法

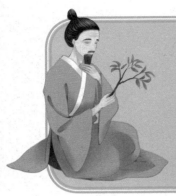

阳　痿

阳痿又称勃起功能障碍，指成年男子不能持续获得或维持足够的阴茎勃起，是一种影响正常性生活的疾病。

症状表现

阳痿分为功能性阳痿与器质性阳痿两种类型。功能性阳痿较为常见，其主要特点是性交时阴茎不能勃起，但在其他情况下，如手淫、夜间憋尿等时却能正常勃起。此外，功能性阳痿也可能表现为勃起无力，或坚而不久等特点。器质性阳痿临床上以阴茎难以勃起或勃起后迅速疲软为特征。

病发原因

现代医学认为，长时间处于紧张、焦虑的情绪中，或者夫妻感情不和等精神心理因素，会造成阳痿。此外，血管性、神经性、手术与外伤等因素也会引起阳痿。中医认为阳痿主要由纵欲无度、久犯手淫，或频繁遗精、损伤精气，或抑郁恼怒、肝气郁结所致。

贴敷穴位

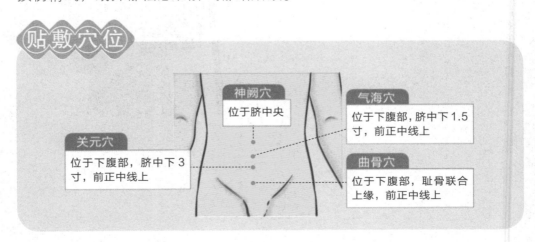

神阙穴
位于脐中央

气海穴
位于下腹部，脐中下1.5寸，前正中线上

关元穴
位于下腹部，脐中下3寸，前正中线上

曲骨穴
位于下腹部，耻骨联合上缘，前正中线上

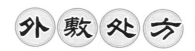

外敷处方

方一

> **处　方**　白胡椒 3 克，附片、雄黄各 6 克，面粉 15 克，大曲酒适量。

> **适应证**　阳痿。

> **用　法**

　　将白胡椒、附片、雄黄研为细末，再与面粉 15 克混合均匀，加入适量大曲酒，调为糊状，制成 2 个药饼，分别贴在气海穴、关元穴上，按紧，盖上纱布，用胶布固定。每日换药 1 次。

方二

> **处　方**　陈艾叶、蛇床子各 30 克，木鳖子（带壳生用）2 个。

> **适应证**　命门火衰型下元虚冷的阳痿。

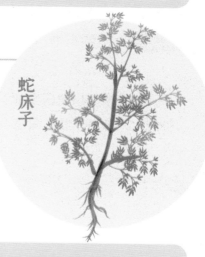

蛇床子

> **用　法**

　　以上药物研为细末，混合均匀。将药末用丝绵包起来，放在肚脐上，以纸圈围住，并使用热水袋在上方热敷。

方三

> **处　方**　急性子 15 克，蟾酥 3 克，人工麝香 0.6 克，葱白、白酒各适量。

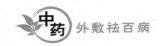

◖适应证 阳痿不举，腰膝酸软，畏寒肢冷，气短乏力，脉细数。

◖用 法

　　先将前两味药物研为细末，加入人工麝香，再研为细粉，滴水调制成药丸 1 粒，将葱白捣烂包裹住药丸，再用湿纸包裹一层。放炭火中煨 3 ~ 5 分钟，取出换纸，再包再煨，重复进行 7 次，去掉纸和葱，然后将煨好的药制成绿豆大小的药丸，备用。睡前取药丸 3 粒，用白酒化开，涂在脐中、曲骨穴和龟头上。每晚 1 次，很快就能见效。

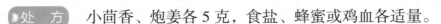

方四

◖处 方 小茴香、炮姜各 5 克，食盐、蜂蜜或鸡血各适量。
◖适应证 阳痿不举。

◖用 法

　　前二味药物共研细末，加食盐后用蜂蜜或鸡血调和成糊状。用时贴敷神阙穴，外面用胶布固定，5~7 日换 1 次药。

健康小贴士

◎ 阳痿患者往往会产生焦虑情绪，应保持乐观的心态，配偶应关怀、爱抚、鼓励患者，不要给患者过度的精神压力。

◎ 饮食调节也是十分重要的，可以多吃益气温阳的食物，包括羊肉、核桃、牡蛎等。一定要戒烟戒酒，过度吸烟、喝酒也会导致阳痿。

◎ 身体过度劳累、睡眠不足也会导致阳痿，平时应多参与体育锻炼，增强体质，并且保证充足睡眠，对身体恢复有积极的作用。

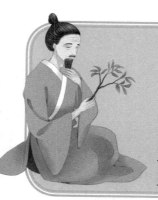

早 泄

早泄是一种性功能障碍疾病，指性交能正常勃起，但不能控制射精时间，或者性交前即泄精的病症。

症状表现

早泄主要分为原发性早泄和继发性早泄。原发性早泄是指患者在阴茎进入阴道之前或进入阴道后约一分钟内射精；而继发性早泄患者在约三分钟内射精，且无法控制射精的时间，即对射精失去控制能力。

病发原因

早泄的病发原因与大脑皮质和脊髓性神经中枢功能紊乱有关，还与外生殖器、泌尿道炎症刺激、精神或心理等因素有关。中医认为早泄的发生与心、肝、肾功能失调有关，也可能与心有所欲、相火妄动，或纵欲伤肾、精气不固，或肝经湿热等因素有关。

贴敷穴位

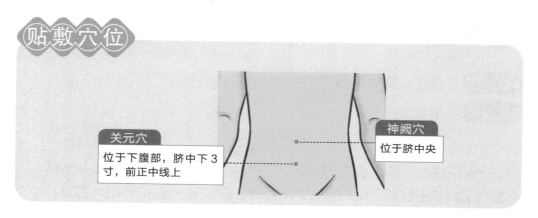

关元穴
位于下腹部，脐中下3寸，前正中线上

神阙穴
位于脐中央

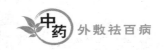

外敷处方

方一

处　方　熟地黄、枸杞子、淫羊藿叶、肉苁蓉各 20 克，金樱子 50 克，菟丝子、鹿角胶各 30 克，覆盆子、女贞子、蛇床子、赤芍各 15 克，黄柏、乳香各 10 克，麻油 500 毫升，黄丹 120 克，小茴香末 6 克。

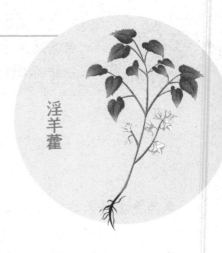

淫羊藿

适应证　下元不足引起的早泄、遗精。

用　法

将以上药物（除黄丹、鹿角胶、乳香、小茴香末外）一起放入麻油中，浸泡 3 天，然后将药物煎熬至药枯，去除杂质，加黄丹收膏。收膏时加入鹿角胶、乳香、小茴香末，搅拌均匀。每晚睡前烤热，贴在神阙穴、关元穴上。每 3 日换药 1 次，15 次为 1 个疗程。

方二

处　方　白芷、露蜂房各 10 克，米醋适量。

适应证　早泄。

用　法

先将白芷、露蜂房进行烘干，使其发脆，再研为细末。用适量米醋，把药末调成面糊状，使用时，将药糊敷在肚脐上，并用胶布固定。1 ~ 3 日 1 次，连续使用 5 次。

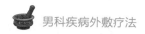

 方三

处　方　蜈蚣（不去头足）5 条，僵蚕、制附子、山茱萸（去净核仁）、蛇床子、白芍、甘草各 20 克，白酒适量。

适应证　早泄。

用　法

将前七味药物研为细末，并用白酒蒸热来调制药末，制成厚约 0.3 厘米、五分钱硬币大小的药饼，敷在神阙穴、关元穴上，用纱布覆盖，再用胶布固定。每天 1 次，1 周为 1 个疗程。

健康小贴士

◎　积极参加体育运动不仅可以增强体质，还可以帮助释放压力和焦虑。

◎　睡前可用温水洗脚，并搓揉脚底，可以促进血液循环，放松身心。睡眠时，被子不要盖得太厚或太暖，内裤也不宜过紧。

◎　饮食健康也非常重要，要注意少食辛辣刺激性食物，少用或不用香烟、酒、咖啡等，以减少对身体的刺激，避免加重症状。

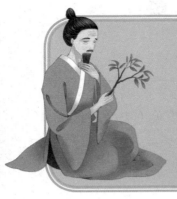

前列腺炎

前列腺炎指前列腺受致病菌感染和（或）某些非感染因素刺激而出现的急慢性炎症反应。

症状表现

前列腺炎是成年男性常见的一种疾病，主要分为急性和慢性两种。急性前列腺炎患者伴有急性尿道炎，发病很突然，病程较短，还会带来急性疼痛以及排尿时的刺激症状和梗阻症状；慢性前列腺炎患者的尿道口时常分泌一些乳白色黏液，还伴有阴部不适及排尿刺痛等症状。

病发原因

前列腺炎主要是由尿道逆行感染引起的，也可由致病细菌感染引起，致病菌多为大肠杆菌、葡萄球菌，也可为淋球菌，以及其他病原微生物，如沙眼衣原体、支原体、滴虫、真菌、病毒等。中医认为前列腺炎主要与嗜食肥甘，或房事不节，或肝、脾、肾三脏功能失调等因素有关。

贴敷穴位

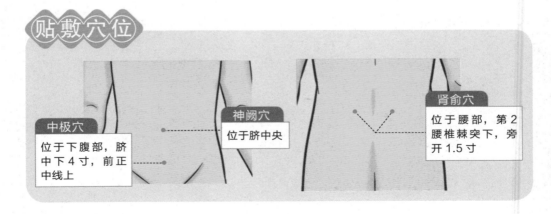

中极穴
位于下腹部，脐中下4寸，前正中线上

神阙穴
位于脐中央

肾俞穴
位于腰部，第2腰椎棘突下，旁开1.5寸

外敷处方

方一

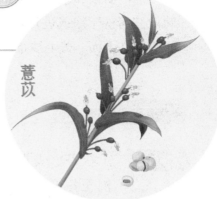

薏苡

处　方　薏苡仁、黄柏、当归、川芎、川乌、补骨脂、苦参、土茯苓、蒲公英、马齿苋各等份，白醋、甘油各适量。

适应证　前列腺炎。

用　法

　　取前十味药物研为细末，混合均匀。加入适量的白醋及甘油，搅拌均匀后敷在患者的长强穴、神阙穴、中极穴、肾俞穴上，然后用胶布固定。贴敷24小时，隔日进行1次，5次为1个疗程，连续治疗2～3个疗程。

方二

处　方　麝香1克，香附9克，乌药、延胡索、小茴香各6克，清水适量。

适应证　慢性前列腺炎。

用　法

　　前五味药物研为细末，装入瓶中备用，不要漏气。取适量药末，加入清水调成糊状，敷在肚脐处，用敷料覆盖，再用胶布固定。隔日换药1次，4次为1个疗程。

方三

处　方　麝香0.1克，白胡椒数粒。

适应证　前列腺炎。

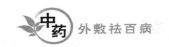
▶ **用　法**

　　将白胡椒和麝香研为细末，分别倒入瓶中储存备用。贴敷前，患者应将肚脐清洗干净或进行常规消毒。然后，将麝香粉倒入神阙穴内，再把胡椒粉盖在上面，盖上纱布，用胶布固定。每周换药 1 次，10 次为 1 个疗程。

方四

▶ **处　方**　　土茯苓、龙胆草、马齿苋、桃仁、琥珀、炒谷芽、延胡索、枳壳各等份，醋适量。

▶ **适应证**　　前列腺炎。

▶ **用　法**

　　前八味药物共研细末，以醋调成糊状备用。取适量药膏，贴敷于神阙穴上，外面盖上纱布，并用胶布固定好。每日换 1 次药。

健康小贴士

◎ 患者在治疗期间，应保持心情平静，避免房事。治愈后，房事也应适度，避免过度放纵情欲和憋尿。

◎ 患者饮食应以清淡为主。避免食用过于油腻、辛辣等刺激性食物，也不要饮酒，以免加重病情。

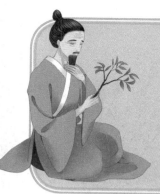

前列腺增生

前列腺增生又称为良性前列腺增生、前列腺肥大，是导致中老年男性排尿障碍的常见疾病。

症状表现

临床表现包括尿频、尿急、夜尿增多、尿路阻塞以及排尿异常等。尿频是最早出现的症状，特别在夜间会更明显。夜晚上厕所的次数增加，但每次的尿量并不多，还会伴有膀胱结石、尿痛等症状。尿路阻塞可能会出现排尿无力、尿线变细、排尿不尽等症状；梗阻情况严重，还会导致尿液无法排出而引发急性尿潴留。

病发原因

前列腺增生的病因尚不明确，主要与雄激素及其受体的作用、细胞增殖与凋亡失衡、前列腺间质腺上皮相互作用等因素有关。中医认为，前列腺增生是年老体衰以及肾气亏虚造成的，或者是因为瘀血以及湿热引起的。

贴敷穴位

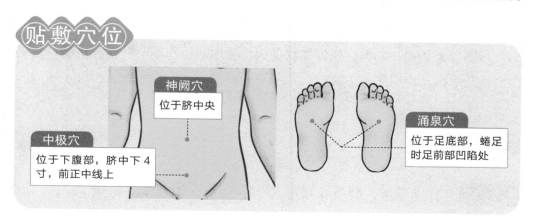

神阙穴
位于脐中央

中极穴
位于下腹部，脐中下4寸，前正中线上

涌泉穴
位于足底部，蜷足时足前部凹陷处

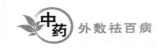

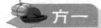

外敷处方

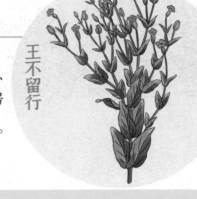

王不留行

方一

处　方　王不留行 150 克，天竺黄、虎杖、土贝母、没药各 100 克，蜂房 50 克，益智仁粉 100 克，水 4 升。

适应证　前列腺增生。

用　法

　　将前六味药物用水浸泡 2 小时，煎煮 30 分钟，取出滤液，再加水进行二次煎煮，2 次滤液混合在一起，浓缩成稠液，加入益智仁粉，搅拌均匀，烘干压成粉。每次取 0.3 克药粉，放在肚脐上，上面再压一个干棉球，用胶布固定。24 小时换药 1 次，用 5 日停 2 日。2 周为 1 个疗程，连用 1 ~ 4 个疗程。

方二

处　方　独头蒜 1 个，山栀子 3 个，食盐少许，冰片 1 克。

适应证　前列腺增生。

用　法

　　将以上药物一起捣烂成泥糊状备用，使用时将药糊贴敷在肚脐处。每日换药 1 次，连用 5 ~ 7 次。

方三

处　方　甘遂适量，麝香（或冰片）、面粉、温开水各适量。

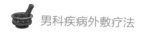

适应证 前列腺肥大或前列腺炎所致急性尿潴留。

用 法

将甘遂研为细末备用。敷贴时，取9克甘遂末，兑入少许麝香（或冰片）、适量面粉，用温开水调成稠膏状，贴在中极穴上，敷药面的直径大约为30厘米，用塑料布覆盖，然后用胶布固定。每日贴敷1~2次，排尿后取下来；如果效果不明显，可以进行热敷。

 方四

处 方 水仙头1个，大麻子30粒。

适应证 前列腺肥大。

用 法

将以上药物捣成泥糊状备用。用时取适量药糊，外敷于双足心涌泉穴上，外面盖上纱布，并用胶布固定好。每日换1次药，连用5~7日。

健康小贴士

◎ 应适量饮水，避免憋尿。

◎ 要适度参加体育锻炼，避免长时间久坐。同时也要注意休息，避免过度劳累。

◎ 辛辣食物及烟酒可能会刺激前列腺，加重病情，所以应清淡饮食，忌食辛辣，忌烟忌酒。

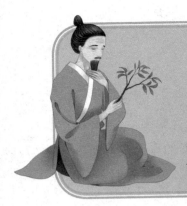

睾丸炎

睾丸炎指睾丸出现的炎症，是一种常见的男性疾病。

症状表现

睾丸炎分急性和慢性两种。急性睾丸炎表现为高热、寒战，睾丸肿大疼痛，阴囊红肿，但没有尿路方面的问题，还伴有胃肠道症状，如恶心、呕吐和食欲不振等；慢性睾丸炎会导致睾丸变得膨胀并感觉睾丸发硬，还可能会有轻微的疼痛，部分情况会发生萎缩。

病发原因

睾丸炎主要由细菌和病毒引起。睾丸由于自身血液和淋巴供应充足，对细菌感染具有一定的抵抗力，很少发生细菌性感染。细菌性睾丸炎主要是由附睾发炎扩散至睾丸引起的，所以又称为附睾－睾丸炎。中医认为，睾丸炎的发生多是由起居不慎，感受寒湿，或房事不节，或房事不洁等引发的。

贴敷穴位

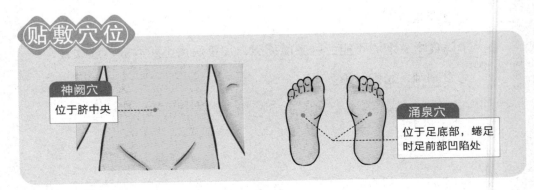

神阙穴
位于脐中央

涌泉穴
位于足底部，蜷足时足前部凹陷处

外敷处方

方一

处　方　马鞭草、山楂、荔枝核、橘核、蒲公英、海藻各 20 克，泽漆、杜仲炭各 15 克，芒硝 50 克，桃仁、牛膝各 10 克，木香、延胡索各 5 克，蜂蜜适量。

适应证　急、慢性睾丸炎。

用　法

　　将前十三味药物研为细末，过筛，装入瓶中备用。使用时，取适量药末，用蜂蜜调成稀糊状，敷在肚脐、阴囊处，必要时也可以敷在双足心涌泉穴上，盖上纱布，包扎固定好。每日换药 1 次，5 次为 1 个疗程。

方二

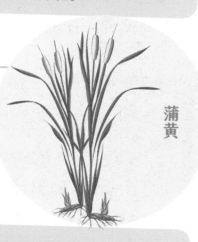

蒲黄

处　方　大黄、蒲黄、青黛各等份，米醋适量。

适应证　急性附睾炎。

用　法

　　将大黄、蒲黄、青黛研为细末，用米醋调成稀糊状，备用。取药糊敷在患侧阴囊上，用敷料膜覆盖，再用胶布固定。每日换药 2 次，连用 2～3 日。

方三

处　方　大青叶、大黄、芒硝各 30 克，蜂蜜适量。

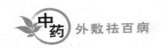

▶**适应证** 急性睾丸炎。

▶**用 法**

将大青叶、大黄、芒硝研为细末，以蜂蜜调成软膏状备用。取适量药膏敷在患处，用纱布固定，每日换药 1 次，3 次为 1 个疗程。

方四

▶**处 方** 千里光、桉叶各 150 克，松树叶 100 克，水 1000 毫升。
▶**适应证** 急性睾丸炎、附睾炎。

▶**用 法**

前三味药物洗净，放入砂锅之中，加入 1000 毫升的水，煎 20 分钟，用消毒纱布将药液过滤之后装瓶密封备用。用时取药液，加热之后敷在患处，每次 20 ~ 30 分钟，每日早、晚各敷 1 次。

健康小贴士

◎ 应多吃一些新鲜蔬菜和水果，以增加抵抗力。此外，患者应该避免食用辛辣、刺激性食物，以免加重病情。

◎ 应注意个人卫生，勤换内裤，保持阴部干燥清洁。同时，在性生活过程中，应该注意卫生，避免不洁的性行为。

◎ 患病期间，患者要避免过度的疲劳，最好是卧床休息。

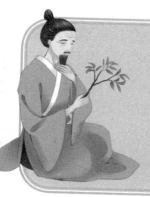

男性不育

男性不育是指夫妻同居 1 年以上，未采取避孕措施，由于男方的因素而造成女方不孕的症状。

症状表现

男性不育的典型症状就是无法使配偶受孕，少部分患者可能存在性功能障碍、睾丸疼痛、精子数量下降等现象。

病发原因

现代医学认为，男性不育主要是由精液异常或性功能障碍引起的。中医认为，男性不育主要是由脾肾阳虚、肾气衰惫引起的。

贴敷穴位

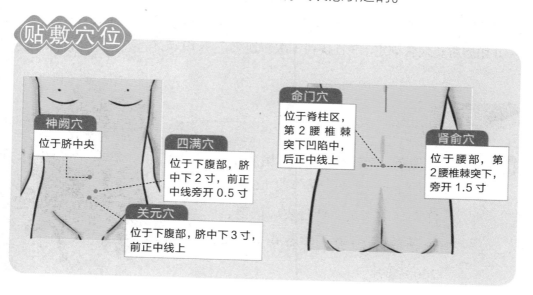

神阙穴
位于脐中央

四满穴
位于下腹部，脐中下 2 寸，前正中线旁开 0.5 寸

关元穴
位于下腹部，脐中下 3 寸，前正中线上

命门穴
位于脊柱区，第 2 腰椎棘突下凹陷中，后正中线上

肾俞穴
位于腰部，第 2 腰椎棘突下，旁开 1.5 寸

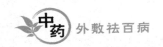

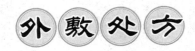
外敷处方

方一

处　方　五倍子、生理盐水各适量。

适应证　男性不育。

用　法

将五倍子研为细末，用生理盐水调成糊状备用。使用时取适量药糊，涂在胶布上，敷贴在腹部四满穴上。每 3 日换药 1 次，10 次为 1 个疗程。

方二

处　方　冰片 1 克，王不留行子 7 粒。

适应证　不射精症。

用　法

以上药物研为细末，装入瓶中备用。取药末 1 ~ 2 克，填在肚脐中，并用麝香止痛膏固定。3 日换药 1 次，连续 7 ~ 10 次。

方三

处　方　熟地黄、枸杞子、山药、楮实子、菟丝子各 15 克，淫羊藿 12 克，泽泻、山茱萸、牡丹皮、茯苓、透骨草各 10 克，丁香 9 克，水 2000 毫升。

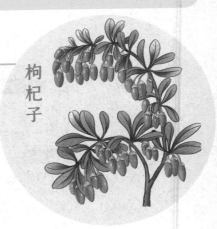

枸杞子

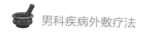

⚪适应证 阴阳两虚之少精子症。

⚪用　法

以上药物加入 2000 毫升水进行煎煮，煮至剩下约 1000 毫升时，用一块毛巾蘸取煎出的药液（以毛巾不自然滴水为度），将其敷在脐下关元穴上。毛巾凉后，再浸泡再敷，重复 3 次。然后用同样的方法热敷命门穴、肾俞穴，共 3 次，1 日 1 剂。

方四

⚪处　方 麻黄、米醋各适量。

⚪适应证 不射精症。

⚪用　法

麻黄研细末，装瓶密封备用。用时取药末适量，加入米醋调成稀糊状，敷在神阙穴上，外面用麝香止痛膏固定。每日换 1 次药，连用 7 ~ 10 日。

健康小贴士

◎ 适当的性生活可以促进精子生成，有助于提高生育能力。但是，性生活过于频繁或过度禁欲都可能影响精子的质量和数量。因此，要根据个人情况适度调整性生活的频率。

◎ 保持积极、乐观的心态有助于提高生育能力。

◎ 患者应戒烟、戒酒，保持规律的作息。

◎ 避免穿紧身衣物，应选择宽松、透气的衣物，这样可以减少阴囊和睾丸的压力。

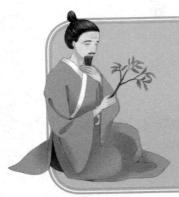

遗　精

遗精是指在非性交的情况下精液自行泄出的现象。

症状表现

遗精有生理性与病理性之分，因梦境而遗精者称"梦遗"；无梦而遗精，甚至在清醒时精液自行滑出的称"滑精"。青壮年偶尔发生属正常现象，如频繁发生甚则一夜数次则属病态。

病发原因

包茎、包皮过长、尿道炎、神经衰弱、慢性前列腺炎、慢性消耗性疾病等都会导致遗精。中医认为遗精多由肾失封藏精关不固，或心肾不交，或湿热下注所致。

贴敷穴位

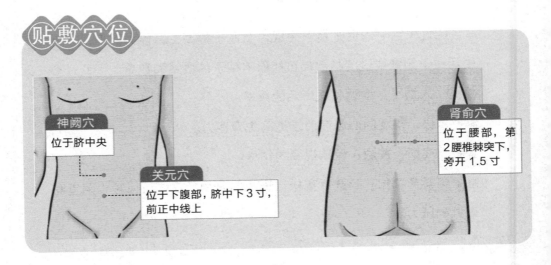

神阙穴
位于脐中央

关元穴
位于下腹部，脐中下3寸，前正中线上

肾俞穴
位于腰部，第2腰椎棘突下，旁开1.5寸

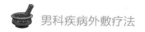

男科疾病外敷疗法

外敷处方

方一

处 方 羊腰子 1000 克，生杜仲、天麻、牛膝、续断、甘草、大茴香、菟丝子、紫梢花、生地黄、蛇床子、肉苁蓉、小茴香、肉桂、补骨脂、熟地黄各 500 克，川附片 250 克，冬虫夏草 200 克，海马 150 克，香油 33750 毫升，黄丹 1125 克。

适应证 男子腰痛腿软，梦遗滑精；妇人体虚带下，经血不调。

用 法

将前十九味药物加入香油中，炸焦之后去除药渣，加黄丹收膏。每 7500 克膏药，兑入 200 克细料。细料制法如下：母丁香 1000 克，木香 500 克，龙骨 600 克，雄黄、赤石脂、乳香、没药各 400 克，阳起石 200 克。以上药物共研细末，将细料搅匀之后摊在药膏上。用时取药膏，男子贴肾俞穴（双侧），女子贴神阙穴。

方二

处 方 生地黄、白芍、川芎、当归、黄柏（酒炒）、知母（蜜炒）、黄连（姜汁炒）、栀子、炮姜、山茱萸肉、煅牡蛎各等份，麻油、黄丹各适量。

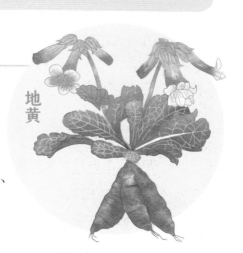
地黄

适应证 阴虚火旺型梦遗。

用 法

将前十一味药用麻油熬制，加黄丹收膏，贴在肾俞穴上。

289

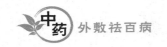

方三

处 方 五倍子 200 克。

适应证 虚证及实证遗精。

用 法

将五倍子研细末，过筛，装瓶贮备。用温水调适量的药末，涂搽在神阙穴、关元穴上，每日 2 次，10 日为 1 个疗程，病愈之后才可停用。

方四

处 方 胡椒、硫黄、母丁香各 18 克，麝香（或公丁香）5 克，蒜头、杏仁各适量，朱砂少许。

适应证 肾气虚寒、无梦滑精者。

用 法

前三味药研为细末，加入麝香拌匀，再加入蒜头、杏仁一同捣烂，制成如蚕豆大的药丸，再加朱砂拌好，装瓶密封备用。每晚临睡前取 1 丸，放入脐孔，外用胶布固定。每日换 1 次药。

健康小贴士

◎ 遗精可由多种原发性疾病引起，因此治疗遗精的同时也要治疗引起遗精的原发病。

◎ 治疗期间，患者应清心寡欲，尽量避免房事。治愈后房事也应有所节制，并保持心情开朗，戒烟戒酒。

◎ 患者应多吃偏于补益的食物，忌食肥甘、辛辣的食物。

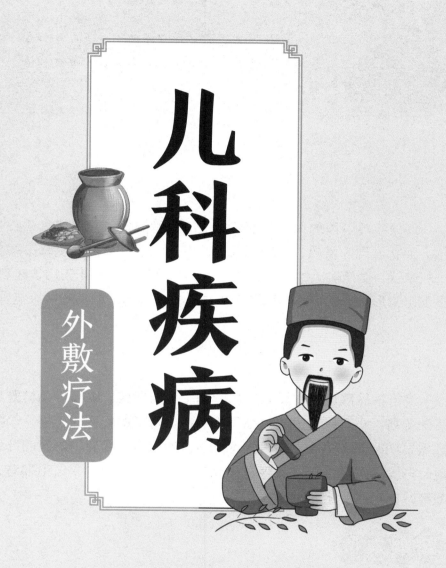

儿科疾病

外敷疗法

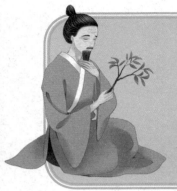

流行性腮腺炎

流行性腮腺炎俗称"痄腮"，是儿童和青少年时期常见的由腮腺炎病毒引起的呼吸道传染病。

症状表现

任何年龄阶段的人都可能感染流行性腮腺炎，此病好发于儿童和青少年。症状表现为发热、恶寒、头痛、咽痛以及一侧或两侧耳下腮部肿痛。一般来说，腮腺肿大的起始部位是单侧，然后在 1 ~ 4 天后扩散到另一侧，呈现出梨形肿胀的形态，以耳垂为中心不断向前、向后和向下延伸。

病发原因

流行性腮腺炎是由腮腺炎病毒侵犯腮腺所致。腮腺炎病毒既可以通过飞沫传播，也可以通过接触被腮腺炎病毒污染的物品而传播。孕妇如果在妊娠早期感染了腮腺炎病毒，可能通过胎盘传给胚胎，导致胎儿发育上出现畸形。中医将流行性腮腺炎称为"痄腮"，是因感受风湿邪毒，导致少阳经脉壅阻而引起的时疫性疾病。

贴敷穴位

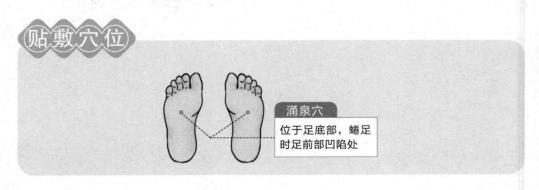

涌泉穴
位于足底部，蜷足时足前部凹陷处

外敷处方

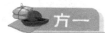

方一

处　方　吴茱萸、栀子各 9 克，胡黄连 6 克，大黄 4.5 克，天南星 3 克，陈醋适量。

适应证　小儿痄腮。

用　法

　　将前五味药物研为细末，装在瓶中备用。使用前，先用温水清洗双足，然后将药末用陈醋混合调成糊状，摊在敷料上，贴在双侧涌泉穴上，再用绷带包扎。3 ～ 5 岁的幼儿，每次使用 12 克药物；6 ～ 10 岁的孩子，每次使用 18 克药物；11 ～ 15 岁的孩子，每次使用 24 克药物；16 岁以上的孩子，每次使用 30 克药物。每 24 小时换药 1 次。如果在敷药期间发现药物变干，可以滴一些陈醋在绷带上以使其保持湿润。

方二

处　方　大黄、芒硝、赤小豆各 100 克，白矾 20 克，凡士林 300 克。

适应证　痄腮。

用　法

　　将前四味药物研为细末，过 80 目筛，用凡士林调成膏状，备用。使用时，根据腮腺肿胀的大小，取此膏敷在患处，用纱布盖上，用胶布固定。每日换 1 ～ 2 次药。

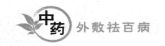

方三

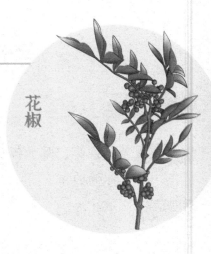

花椒

处　方　樟脑 45 克，花椒 15 克，冰片 6 克，芒硝 30 克，白矾或泥盐适量。

适应证　痄腮。亦可用于疮、疖等属于阳证而尚未成脓，症见局部红肿热痛者。

用　法

先将花椒粉碎，均匀地撒在锅内，如小碗口大小，再将樟脑、冰片、芒硝研为细末，均匀地撒布在花椒末上。用瓷碗覆扣，用白矾或泥盐封住碗口，然后用文火烧炼 30 ~ 40 分钟，待冷却后，打开药碗，药已经变成洁白色针状结晶体，将其研碎并装瓶备用。使用时，只需将少量药物撒在膏药上，贴在患处。一般 1 次就能治愈。

健康小贴士

○ 当儿童患有流行性腮腺炎时，需要卧床休息，家长应确保室内空气流通。此外，还要定期给餐具、衣物和床上用品消毒。

○ 采用热敷或冷敷的方法，可以减轻腺体胀痛。

○ 在饮食方面，以易咀嚼和消化的流质、半流质食物为主，鼓励孩子多喝水，避免食用酸性食物，如柑橘类水果或果汁，因为它们会刺激唾液分泌，导致疼痛加重。

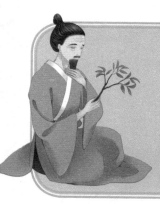

小儿遗尿

小儿遗尿指儿童已经超过 5 岁，仍然经常尿床，或者已经能够控制夜间排尿，但又开始出现尿床的情况，并且每周至少发生 3 次，持续 6 个月以上的病症。

症状表现

如果儿童超过 5 岁，每周都在熟睡中出现遗尿，就被认定为遗尿症。小儿遗尿多发生在半夜或清晨，轻微的情况是隔几天才会遗尿一次，或者尿完后能够醒过来；严重的，一夜可遗尿多次，遗尿后继续熟睡不会醒过来。

病发原因

造成小儿遗尿的原因往往是排尿功能失调，主要是由控制膀胱排尿功能的神经系统，尤其是大脑皮质的排尿中枢发育缓慢引起的。中医认为，小儿遗尿多由肾气不足，下元虚损或脾肺气虚，不能制约水道等导致。

贴敷穴位

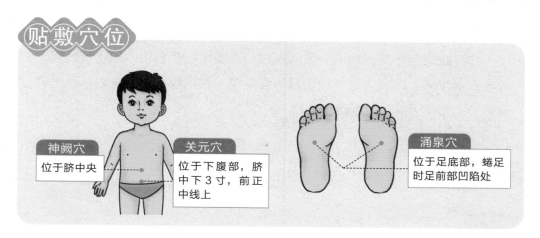

神阙穴
位于脐中央

关元穴
位于下腹部，脐中下 3 寸，前正中线上

涌泉穴
位于足底部，蜷足时足前部凹陷处

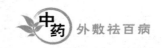

外敷处方

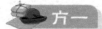 **方一**

处 方 补骨脂、附子各 10 克，
生姜 30 克。

适应证 小儿遗尿。

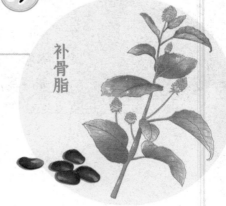

补骨脂

▶用 法

　　将补骨脂、附子研为细末备用。使用时，取适量药末与生姜一起捣烂，制成药饼，放在患儿的脐上，盖上塑料膜，用纱布、胶布固定。每 3 日换药 1 次。

方二

处 方 白芍、白及各 10 克，白术 12 克，白矾 3 克，葱白汁适量。

适应证 小儿遗尿。

▶用 法

　　将前四味药物研为细末，加入葱白汁，调成糊状备用。取适量药糊，外敷在涌泉穴、关元穴上，用塑料薄膜覆盖，再用胶布固定。每天晚上睡前敷药，第二天晚上再换药，连用 10 次。

方三

处 方 丁香 3 粒，米饭适量。

适应证 小儿遗尿。

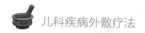

用　法

将丁香研为细末，同米饭一起捣成饼，贴在患儿的肚脐上。

方四

处　方　覆盆子、金樱子、菟丝子、五味子、仙茅、山茱萸肉、补骨脂、桑螵蛸各 60 克，丁香、肉桂各 30 克，白酒适量。

适应证　小儿遗尿。

用　法

前十味药物共研细末，装瓶密封备用。用时取药末 1 克，填满脐孔，滴上 1 或 2 滴白酒，再取暖脐膏（中药房有售）烘热，贴在药末上，再覆盖上一层薄薄的棉花或一层纱布，用胶布固定。每 3 日换 1 次药。贴敷的同时可口服该药末，每日早、晚用白糖水送服 1 次。

健康小贴士

◎ 家长应让有遗尿症状的小儿养成良好的作息和卫生习惯，避免过度劳累。

◎ 家长应掌握小儿尿床的时间规律，可以在夜间使用闹钟来唤醒孩子起床排尿 1 ~ 2 次。

◎ 在治疗过程中，家长要多劝慰和鼓励，少斥责和惩罚。这样可以减轻小儿的心理负担，同时也是治疗成功的关键。

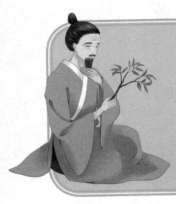

小儿惊风

小儿惊风俗称"抽风"，是小儿常见而严重的急性疾病，临床表现以抽搐、昏迷为主要特征。

症状表现

小儿惊风可发生于任何季节，年龄越小，患病率越高。该病症状变化迅速，可对小儿的生命构成威胁。病发时，孩子会突然出现高热、昏迷、惊厥、喉间痰鸣，两眼上翻、凝视、斜视，持续时间几秒钟或几分钟。如果病情严重，可反复发作，甚至呈持续状态，对生命造成威胁。

病发原因

小儿惊风是由多种原因引起的，常见的是发热导致的感染性疾病，如脑膜炎、菌痢、病毒性肺炎等；另外，没有发热的情况也可能引起小儿惊风，如癫痫、缺钙、电解质紊乱、食物中毒等。中医认为，小儿惊风主要是由外感六淫、疫毒之邪引起的，偶尔也会因为突然惊恐所致。

贴敷穴位

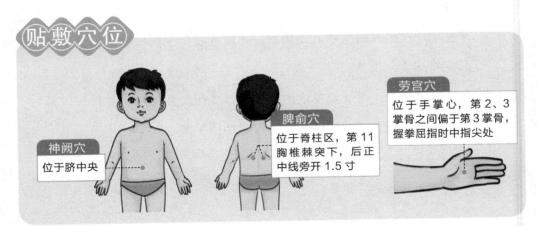

神阙穴
位于脐中央

脾俞穴
位于脊柱区，第11胸椎棘突下，后正中线旁开1.5寸

劳宫穴
位于手掌心，第2、3掌骨之间偏于第3掌骨，握拳屈指时中指尖处

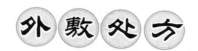

外敷处方

方一

处　方　桃树内皮200克，葱白20根，灯芯3根。

适应证　小儿急惊风。

用　法

将以上药物捣碎成泥状，制作成4个药饼，分别敷在双手心的劳宫穴和双足心的涌泉穴上，药物变干时再用温开水润湿。每日或隔日敷1次。

方二

处　方　胡椒、生栀子各7粒，肉桂3克，葱7克，白颈蚯蚓（无亦可）1条，鸡蛋清适量。

适应证　小儿慢惊风。

用　法

先将前三味药物粉碎为末，然后与葱、白颈蚯蚓和鸡蛋清共同捣烂，混合融为膏状。将药膏贴在神阙穴、脾俞穴上，并用纱布包裹，用胶布固定。一般1～2日可以治愈。如果想要快速巩固治疗效果，除了运用此方法，还可以内服理中汤等。

方三

处　方　丁香、葱白、艾蒿头各7个。

适应证　小儿惊风。

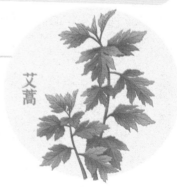

艾蒿

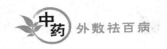

> **用　法**

将丁香、葱白和艾蒿头捣碎成泥状，敷在肚脐上，用胶布固定。药物变干时再用温开水润湿。每 1 ～ 2 日换药 1 次。

方四

> **处　方**　白颈蚯蚓（韭菜地中的最好）7 条，冰片 1.5 克。
>
> **适应证**　小儿高热惊风。

> **用　法**

将蚯蚓捣烂，加入冰片调成膏状备用。用时取药膏，敷于囟门上，囟门处头发多的要先剃去。

健康小贴士

◎ 小儿惊风发作时，应让小儿在平地侧卧，这样有助于排出分泌物，避免堵塞气管。同时松开小儿衣带，有利于血液循环和呼吸畅通。还可将折叠数层的毛巾或手绢垫在小儿上下牙之间，避免小儿咬伤舌头。

◎ 抽搐发作时，不可强行按压或拉扯小儿肢体，也不可给小儿喂食或喂水。

◎ 应该注意休息，减少体力消耗，这样有助于提高免疫力，加快康复的速度。

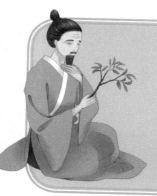

白　喉

白喉是一种急性传染病，主要由白喉杆菌引起，临床上鼻、咽、喉黏膜有白色假膜出现。

症状表现

白喉多见于 8 岁以下的儿童。初期患者会出现发热怕冷、头痛身痛的症状，咽部会出现白点或片状假膜；随着病情的发展，患者会出现高热、面色潮红、口渴、心烦和尿量减少的症状，咽部红肿较为严重，假膜面积逐渐扩大；后期患者会出现低热、鼻干唇燥等症状，咽部还有白点。如果病情进一步恶化，可能出现吸气困难、面色苍白等症。

病发原因

该病主要由白喉杆菌引起，该细菌可以通过口腔的飞沫传染给他人，通过食物、玩具以及其他物品间接传播，也可经过破损的皮肤传染给他人。中医认为，白喉是感受疫气或者病毒导致炎热邪气袭击、阴虚阳热引发的。

贴敷穴位

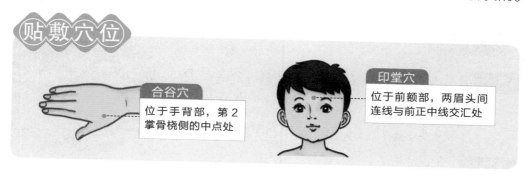

合谷穴
位于手背部，第 2 掌骨桡侧的中点处

印堂穴
位于前额部，两眉头间连线与前正中线交汇处

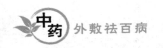

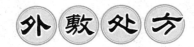

外敷处方

方一

▶处　方　　独头蒜 1 个，雄黄少许。

▶适应证　　白喉。

▶**用　法**

　　先将独头蒜捣烂成泥，再加入雄黄，调匀至豆子大小，备用。使用时贴在合谷穴上，并在上面盖上膏药，4 ~ 8 小时后水疱开始出现，取下膏药，涂抹甲紫，让水疱自行吸收消退即可。

方二

▶处　方　　玄明粉、硼砂各 15 克，朱砂 1.8 克，冰片 1.2 克。

▶适应证　　白喉、咽喉肿痛。

▶**用　法**

　　以上药物研为细末，混合均匀，并储存在密闭的容器中。使用时吹药于患处，每日数次。注意，咽下药末不会有问题。

方三

▶处　方　　赤小豆、大黄、芙蓉叶各 12 克，大力子（即牛蒡子）、文蛤、燕窝泥各 9 克，葱汁、陈茶叶泡汁、白酒各适量。

▶适应证　　白喉。

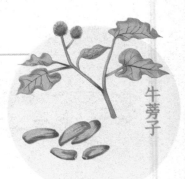

牛蒡子

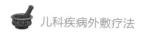

用　法

前六味药物共研细末，用葱汁、陈茶叶泡汁和白酒调匀，微炒之后加温，冷却后敷在颈部痛处。

方四

处　方　生巴豆、朱砂各 0.3 ~ 0.5 克。

适应证　白喉。

用　法

先将生巴豆用布包起来，压碎去油，然后与等量的朱砂研磨混合均匀。用时将药末放在小膏药或胶布中心，贴在两眉间稍上处（即印堂穴），8 ~ 10 小时后将膏药揭下。揭下膏药 2 ~ 4 小时后，贴处出现水疱，可以使用甲紫药水涂抹。如果没有出现水疱，可以再次进行贴敷。

健康小贴士

◎ 患儿需要卧床休息。如果心脏受到影响，应尽量避免进行剧烈、消耗体力的活动。

◎ 室内确保通风，同时要对患儿使用的物品进行消毒。家庭成员应当注意与患儿保持一定的距离，并且要经常洗手。

◎ 由于患儿感到疼痛与吞咽困难，进食很痛苦，所以应该选择高热量的软质食物，并多进食牛奶、鸡蛋、肉粥等高营养流食。

◎ 要注意口腔护理，保持口腔卫生。

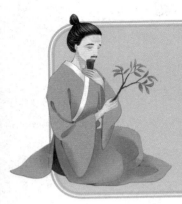

小儿厌食症

小儿厌食症是小儿常见的疾病，以长时间
食欲减退或消失或食量减少为主要症状。

症状表现

小儿厌食症的临床表现包括食欲不振，甚至对母乳也没有兴趣。经过一段时间后，孩子会变得精神疲惫，体重减轻，免疫力变弱。

病发原因

小儿厌食症主要是局部或全身性疾病影响消化功能而引起的。不良的喂养方式和饮食习惯也可能导致小儿厌食症。中医认为，本病是由乳食不节、痰湿内生或感染诸虫及脾胃虚弱导致的。

贴敷穴位

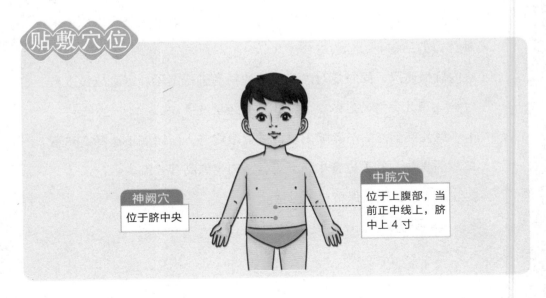

神阙穴
位于脐中央

中脘穴
位于上腹部，当前正中线上，脐中上4寸

外敷处方

方一

处　方　炒神曲、焦山楂、炒麦芽各 10 克，炒莱菔子6克，鸡内金5克，枳壳3克，淀粉适量。

适应证　小儿厌食症。

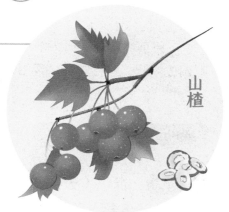

山楂

用　法

将前六味药物研为细末，装在瓶中备用。使用时，取适量药末，加入适量淀粉，用白开水搅拌至糊状，孩子临睡前，贴在神阙穴上，用绷带固定。每日1次，5次为1个疗程。

方二

处　方　党参、白术、山药、炒神曲、炒麦芽各等份，甘油、醋各适量。

适应证　小儿厌食症。

用　法

前五味药物研细末，加入甘油、醋，调成膏，贴在中脘穴和神阙穴上，每隔1日换1次药。

方三

处　方　丁香、苍术各3克，砂仁、白术、鸡内金、厚朴各5克，米醋适量。

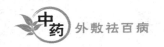

◗适应证 小儿厌食症。

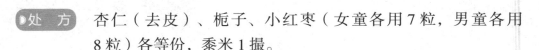

◗用 法

　　将前六味药物研为细末,装在瓶中备用。使用时,取3克药末,加入米醋,调成糊状,贴在脐部,再用纱布覆盖,胶布固定。

方四

◗处 方 杏仁（去皮）、栀子、小红枣（女童各用7粒,男童各用8粒）各等份,黍米1撮。

◗适应证 小儿食积、厌食症。

◗用 法

　　先将黍米、小红枣放入碗内,加入适量水,上锅蒸20分钟,取出之后放凉,去除枣核后加入杏仁、栀子,一起捣成烂泥状,平摊在黑布上备用。用时将膏药贴在脐部和腹部,用胶布固定好,敷24小时后去掉,连敷2帖,腹部出现青色效果最好。

健康小贴士

◎ 患儿平时应该加强日常的运动量,以提高消化功能。

◎ 养成定时进食的习惯非常重要,未到进食的时间一定不能吃,不该吃的食物一定不给吃。

◎ 合理搭配各种营养物质,如糖类、蛋白质、维生素和微量元素。这样才能实现合理的膳食,保证营养均衡。

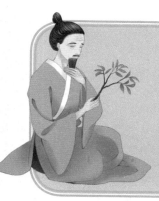

百日咳

百日咳是一种由百日咳杆菌引起的急性呼吸道传染病，病程较长，可迁延数月。

症状表现

百日咳的临床症状是阵发性痉挛性咳嗽，咳嗽后会发出特殊的吸气性吼声，听起来像是鸡鸣样的回声。1 ~ 5 岁的幼儿更容易发病，年龄越小，越容易发病。体弱和年幼的儿童，症状会更严重，容易发生兼证和变证。

病发原因

百日咳是由百日咳杆菌所引发的感染，感染者是唯一的传染源。中医称之为"疫咳""顿咳""鹭鸶咳"等，认为是感受疫毒湿邪、痰热内蕴、肺气上逆，从而发病。

贴敷穴位

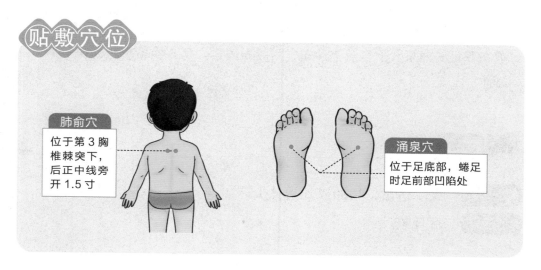

肺俞穴
位于第 3 胸椎棘突下，后正中线旁开 1.5 寸

涌泉穴
位于足底部，蜷足时足前部凹陷处

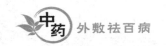

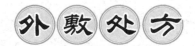

▶**处　方**　白芥子 60 克，肉桂、干姜各 20 克，生姜、葱白各适量。

▶**适应证**　小儿百日咳、慢性支气管炎之久咳不已而痰少者。

▶用　法

　　将以上药物研为细末，装入瓶中备用。先用拇指在病儿的双侧肺俞穴用力按摩约半分钟，使之局部潮红。接下来，取适量的药末放在穴位上，用 3 平方厘米医用胶布牢牢贴好，隔天换药 1 次。

▶**处　方**　黄连、吴茱萸、桂心、山栀子各等份，米醋适量。

▶**适应证**　百日咳，舌系带溃疡。

▶用　法

　　前四味药物研为细末，装入瓶中备用。取适量药末，加入米醋调成糊状，敷在双足心涌泉穴上，盖上纱布，用胶布固定。每日换 1 次药，连用 1 ～ 2 周。

▶**处　方**　大蒜适量，猪油或凡士林少许。

▶**适应证**　百日咳。

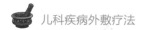

> **▶用　法**

大蒜捣烂备用，使用时，将双足底薄涂上一层猪油或凡士林；然后，在涌泉穴上敷上大蒜泥，并用纱布固定好，临睡前敷上，次日清晨去除。

方四

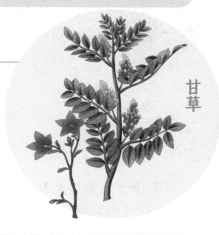
甘草

> **▶处　方**　麻黄、杏仁、甘草各等份，葱白3根。
>
> **▶适应证**　百日咳。

> **▶用　法**

前三味药物碾成细末，入葱白捣烂如泥。敷脐孔，上盖油纸或塑料薄膜，用胶布固定，半日取下，下午再敷，1日2次。

健康小贴士

◎ 要确保患儿得到充分的休息。同时，室内空气应该保持流通，提供一个舒适且安静的环境。

◎ 在饮食方面，应注重营养的均衡，食用易消化、营养丰富的食品。

◎ 生活中要重点注意预防传染，在疾病多发季节避免去人流密集的地方；如果家里有人发热或有呼吸道症状，要做好隔离措施。

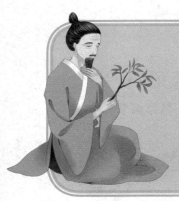

鹅口疮

鹅口疮又名"雪口"，是婴幼儿常见的口腔疾病。

症状表现

临床表现为口腔黏膜表面形成白色斑膜，周围没有炎症反应，多发于舌、颊腭或唇内黏膜上。如果不及时治疗，会向咽部、扁桃体、牙龈乃至食道、支气管蔓延，少数情况下可能并发慢性黏膜皮肤念珠菌病，影响终身免疫功能，甚至可能引发其他细菌感染，导致败血症。

病发原因

鹅口疮是感染性疾病，主要由口腔黏膜感染白色念珠菌引起。中医认为，鹅口疮的病发原因与心脾积热和虚火上炎有关，好发于体弱及营养不良的婴儿。

贴敷穴位

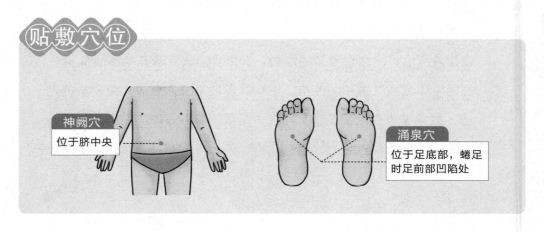

神阙穴
位于脐中央

涌泉穴
位于足底部，蜷足时足前部凹陷处

儿科疾病外敷疗法

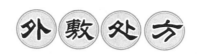

外敷处方

方一

处 方　细辛 6 克，独头蒜 1 个。

适应证　小儿鹅口疮。

用 法

　　将细辛研为细末，将独头蒜捣烂为泥状，然后把两者混合在一起，调成膏状。接着，将药膏分别涂在 2 厘米见方的纱布或白布上，睡前贴在涌泉穴上，用胶布固定，早晨起床后，去除即可。每日 1 次，一般 1 次可愈。

方二

处 方　生半夏 6 克，黄连、栀子各 3 克，陈醋少许。

适应证　鹅口疮。

用 法

　　将前三味药物研为细末，加入少许食醋搅拌均匀，制成膏状。临睡前取适量以上药物贴在双足涌泉穴上（也可敷神阙穴），用纱布包裹，再用胶布固定。对于病情较为严重的患者，可连敷 2 ~ 4 次。

方三

处 方　生石膏、硼砂各 2.5 克，青黛、黄连、没药、乳香各 1 克，冰片 0.3 克。

适应证　鹅口疮。

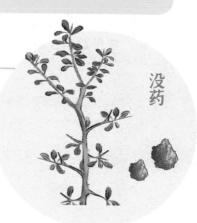

没药

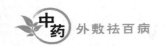

用 法

以上药物研为细末，外涂创口即可。

方四

处　方　莱菔子、白芥子、地肤子各 10 克，食醋适量。
适应证　鹅口疮。

用 法

将前三味药均炒至微黄，共研细末，以食醋（先煮沸，待冷至温热）调成软膏状，把膏药分次涂于 2 厘米见方的纱布或白布上（膏厚 2 毫米、宽 1 厘米左右）备用。用时分别贴于两足心涌泉穴上，用胶布固定。每日换 1 次药。

健康小贴士

◎ 平时要注意给婴幼儿的玩具、奶嘴消毒，母亲喂奶时应清洁乳头。

◎ 母亲给婴儿喂奶后，还可再喂一些温开水，这样可以帮助清洁口腔。

◎ 要定期清洗、晾晒幼儿的被褥和玩具，其洗漱用具要定期消毒，并尽量和家长使用的分开；婴儿室要注意隔离、消毒，以预防细菌传播。

◎ 要带着幼儿进行户外活动，有利于提高他们的抵抗力和免疫力。